Angela Grube

Vegane Lebensstile

Diskutiert im Rahmen einer qualitativen/quantitativen Studie

Dritte, überarbeitete Auflage

Angela Grube

VEGANE LEBENSSTILE

Diskutiert im Rahmen einer qualitativen/quantitativen Studie

Dritte, überarbeitete Auflage

ibidem-Verlag
Stuttgart

Bibliografische Information der Deutschen Nationalbibliothek
Die Deutsche Nationalbibliothek verzeichnet diese Publikation in der
Deutschen Nationalbibliografie; detaillierte bibliografische Daten sind im
Internet über http://dnb.d-nb.de abrufbar.

Bibliographic information published by the Deutsche Nationalbibliothek
Die Deutsche Nationalbibliothek lists this publication in the Deutsche Nationalbibliografie;
detailed bibliographic data are available in the Internet at http://dnb.d-nb.de.

∞

Gedruckt auf alterungsbeständigem, säurefreien Papier
Printed on acid-free paper

ISBN-10: 3-89821-538-5
ISBN-13: 978-3-89821-538-1

© *ibidem*-Verlag

Stuttgart 2009

Alle Rechte vorbehalten

Das Werk einschließlich aller seiner Teile ist urheberrechtlich geschützt. Jede Verwertung
außerhalb der engen Grenzen des Urheberrechtsgesetzes ist ohne Zustimmung des Verlages
unzulässig und strafbar. Dies gilt insbesondere für Vervielfältigungen,
Übersetzungen, Mikroverfilmungen und elektronische Speicherformen sowie die
Einspeicherung und Verarbeitung in elektronischen Systemen.

All rights reserved. No part of this publication may be reproduced, stored in or introduced into a retrieval
system, or transmitted, in any form, or by any means (electronic, mechanical, photocopying, recording or
otherwise) without the prior written permission of the publisher. Any person who does any unauthorized act
in relation to this publication may be liable to criminal prosecution and civil claims for damages.

Printed in Germany

Inhalt

1	**Einleitung**	9
1.1	Einordnung des Themas	10
1.2	Konzept	12
1.3	Lebensstil, Identität und Bildung	14
1.4	Definition des Veganismus	23
1.5	Historische Entwicklung	25
1.6	Motive	33
1.6.1	Ethisch-Moralische Gründe	35
1.6.2	Ökologische Gründe	41
1.6.3	Ökonomische Gründe	46
1.6.4	Gesundheitliche Gründe	50
1.6.5	Religiöse Gründe	67
2	**Methoden**	73
2.1	Erhebungsinstrumente	73
3	**Ergebnisse**	77
3.1	Ergebnisse der qualitativen Studie	77
3.1.1	Entscheidungsgründe und Beginn des vegetarischen Lebensstils	78
3.1.2	Tierhaltung und Umgang mit Tieren in Kindheit und Primärfamilie	82
3.1.3	Reaktionen des sozialen Umfelds auf den vegetarischen Lebensstil	84
3.1.4	Schwierigkeiten bei der Umstellung zum vegetarischen Lebensstil	86
3.1.5	Entscheidungsgründe und Beginn des veganen Lebensstils	87

3.1.6	Definition des veganen Lebensstils	91
3.1.7	Reaktionen des sozialen Umfelds auf den veganen Lebensstil	93
3.1.8	Schwierigkeiten bei der Umstellung zum veganen Lebensstil	97
3.1.9	Gründe zur Fortführung des veganen Lebensstils	100
3.1.10	Wünsche und Hoffnungen hinsichtlich des veganen Lebensstils	102
3.1.11	Zusammenfassung der Ergebnisse der qualitativen Studie	107
3.2	Ergebnisse der quantitativen Studie	109
3.2.1	Demographische Daten	109
3.2.2	Dauer des vegetarischen und veganen Lebensstils	113
3.2.3	Anzahl der Veganer im Bekanntenkreis	115
3.2.4	Konsum- und Kaufverhalten	116
3.2.5	Gründe für den Veganismus	120
3.2.6	Soziale Akzeptanz	122
3.2.7	Grundsätzliche Eindrücke	125
3.2.8	Zusammenfassung der Ergebnisse der quantitativen Studie	127
4	**Zusammenfassung und Diskussion**	**129**
4.1	Kinderbücher	133
4.2	Schule	137
4.3	Massenmedien	140
4.4	Vegane Produkte	140
5	**Ausblick**	**142**
6	**Literatur**	**143**

Vorwort

Die vorliegende Untersuchung „Vegane Lebensstile – Diskutiert im Rahmen einer qualitativen/quantitativen Studie" basiert auf einer an der Universität Bielefeld eingereichten Abschlussarbeit. Die aktuelle Fassung ist (gegenüber der Erstversion von 361 Seiten) leicht überarbeitet und stark gekürzt.

Für die damalige Unterstützung möchte ich meinen Prüfern Frank Engel und Dr. Holger Grabbe danken, die mir eine Arbeit zu diesem Thema überhaupt erst ermöglicht haben.

Besonderer Dank gilt Frank Wilkening für seine langjährige Unterstützung und kompetente Beratung sowie Professor Dr. Wolfgang Karnowsky für seine hilfreichen Anmerkungen. Ich danke Dirk Gießelmann für die Gestaltung des Buchumschlags und Melanie Ryan, Birgit Borutta und Tina Möller für die Korrekturen. Darüber hinaus bedanke ich mich bei Arne Krüger, Astrid Gondesen, Manuel Kilinski, meinen Eltern und allen Veganern, die an dieser Studie teilgenommen haben.

Bielefeld im Januar 2008   Angela Grube

1 Einleitung

Nach einer Untersuchung der *Gesellschaft für Konsumforschung (GfK)* ernährten sich 1983 ca. 360.000 Menschen (0,6 % der Bevölkerung) der alten Bundesländer vegetarisch. Ergebnisse einer vom Meinungsforschungsinstitut *Emnid* im Jahr 1985 durchgeführten Erhebung zeigten, dass ca. 20 Millionen (33 % der Bundesbürger) das Töten von Tieren zur Gewinnung von Lebensmitteln und Bekleidung ablehnen; unter den 14- bis 34-Jährigen sind dies sogar 40 %. Eine Umsetzung dieser Einstellung erfolgte jedoch nicht, denn nach Schätzungen des *Vegetarier-Bund Deutschlands e. V.* und der *European Vegetarian Union* gab es 1995 in Deutschland nur ca. 2,9 Millionen (3,62 %) praktizierende Vegetarier[1], von denen etwa 230.000 vegan lebten.[2]

Konsequente oder strikte Vegetarier werden als „Veganer" bezeichnet, da sie den Verzehr sämtlicher tierischer Nahrungsmittel (wie Fleisch, Fisch, Geflügel, Eier und Milchprodukte) sowie die Nutzung von Gebrauchsgegenständen (z. B. Pelz, Leder, Wolle, Seide, Tierborsten und Federn) ablehnen.

Trotz steigender Anzahl von Vegetariern und Veganern in Deutschland ist das Thema Veganismus bisher auf wenig Interesse in den Sozialwissenschaften gestoßen. Mit der vorliegenden Arbeit soll diese wissenschaftliche Lücke geschlossen werden. Im Fokus des Interesses stehen dabei vor allem folgende Fragen: *„Warum entscheiden sich Menschen für eine vegane Lebensweise?", „Wer sind diese Veganer?", „Wie gestaltet sich ihr Alltag?".*

Da es sich um einen wenig erforschten Gegenstandsbereich handelt, beginnt die Untersuchung mit den verschiedenen Gründen für einen veganen Lebensstil, seiner historischen Entwicklung und der Relevanz des Themas für die Pädagogik. Die eigentliche Annäherung an das Thema „Vegane Lebensstile" erfolgt mittels Befragung (mündliche Interviews und schriftliche Fragebögen), deren Ergebnisse anschließend vorgestellt und diskutiert werden.

---

[1] Der Einfachheit halber wird im folgenden Text durchgängig die männliche Schreibweise verwendet
[2] Vgl. Teutsch 1987, S. 239 f und Leitzmann & Hahn 1996, S. 13

1.1 Einordnung des Themas

Wird das Thema Veganismus im deutschsprachigen Raum diskutiert, dann geschieht dies gewöhnlich im Hinblick auf eine vegane Ernährungsweise. So gibt es in den Ernährungswissenschaften verschiedene Untersuchungen von C. Leitzmann & A. Hahn (1996), N. Worm (1993) und R. Schönhöfer-Rempt (1988), in denen ernährungsphysiologische Interessen (z. B. B_{12}-Blutwerte) im Mittelpunkt stehen. In der Philosophie und Theologie finden sich Arbeiten von G. M. Teutsch (1987), H. F. Kaplan (1988, 1989, 1993, 1995, 2001, 2003), U. Wolf (1990) und E. Drewermann (1990) zum ethisch-moralischen Verständnis des Menschen gegenüber dem Tier.

Benachbarte Disziplinen wie die Soziologie beschäftigen sich nur am Rande mit dem Veganismus, und in der Psychologie wird er allenfalls im Zusammenhang mit Ess-Störungen thematisiert. In der Pädagogik bzw. Erziehungswissenschaft[3] findet der vegane Lebensstil ebenfalls keine Beachtung, obwohl zunehmend mehr Menschen vegetarisch und vegan leben.

Eine Annäherung an die Realität eines veganen Lebensstils erfolgt in dieser Studie durch Literaturrecherche und Befragung. Aufgrund der unerforschten Thematik wird mit der Darstellung der verschiedenen Motive und der historischen Entwicklung eines veganen Lebensstils begonnen. Dabei wird der Veganismus als Lebensstil begriffen, der eng mit Identität verknüpft ist.

Wichtige Grundlage zur Ausbildung von Identität ist die Bildung, die eine Werteorientierung erst möglich macht und die Herausbildung eines eigenen Lebensstils gewährleistet. Durch die Fragestellung *„Wie kann Erziehung dem Menschen bei der Bildung und Entfaltung von Identität helfen?"* entsteht schließlich die Notwendigkeit für ein pädagogisches Handeln hinsichtlich vegetarisch und vegan lebender Personen.

---

[3] Unter Pädagogik bzw. Erziehungswissenschaft verstehe ich das erzieherische Handeln einschließlich der darin wirksamen Wertvorstellungen, Zielen, Techniken, handelnden Personen, ihrer geschichtlichen Grundlagen und ihres institutionell-organisatorischen Rahmens; Vgl. Böhm 1988, S. 446 f

Zur Beantwortung der Ausgangsfragen wird versucht, die festgefahrenen Grenzen der Forschungskultur zu überwinden, indem eine Kombination von quantitativer und qualitativer Methode gewählt wird: Das Interview als mündliche und der Fragebogen als schriftliche Befragung. Methodisch orientiert sich die Untersuchung dabei an der *Qualitativen Inhaltsanalyse* nach Philipp Mayring und der *Grounded Theory* nach Anselm Strauss und Juliet Corbin.[4]

Die Ergebnisse der Studie weisen darauf hin, dass einem veganen Lebensstil fast immer eine vegetarische Ernährungsweise vorausgeht, die in der Regel ethisch-moralisch, gesundheitlich, ökonomisch, ökologisch oder religiös begründet ist. Die Umsetzung eines veganen Lebensstils ist oftmals mit verschiedenen Schwierigkeiten verbunden, wie z. B. einer unzureichenden Angebotspalette veganer Produkte im geographischen Nahraum oder einer fehlenden sozialen Akzeptanz. Gründe dafür liegen möglicherweise in einem unzureichenden Wissensstand der Bevölkerung über die Motive eines veganen Lebensstils. Obwohl das Thema „Verantwortung für Umwelt und Natur" gegenwärtig überall diskutiert wird, werden die daraus folgenden persönlichen Konsequenzen (wie der Verzicht auf Fleisch) ausgeklammert.

Die Erziehungswissenschaft ist ihrem Anspruch nach Aufklärung und Bildung hinsichtlich veganer Lebensstile bisher nicht nachgekommen. Realitätsnahe Aufklärung in Schulen und Medien ist erforderlich, um die Akzeptanz veganer Menschen zu erhöhen. Dies trifft insbesondere auf Kinder und Jugendliche zu, die ihre Identität noch nicht gefestigt haben. Die Pädagogik kann die Existenz von Vegetariern und Veganern, ihre sozialen Schwierigkeiten und Ergebnisse ernährungswissenschaftlicher Studien nicht länger ignorieren; es müssen neue Bücher für Kinder und Jugendliche konzipiert und das Thema Tierschutz in den Unterricht integriert werden. Besonders wichtig ist ein Umdenken in Kindergärten, Schulen, Hochschulen, Erwachsenenbildung, Gesundheitswesen und Medien. Schulungen für Lehrer, Erzieher und Pädagogen sind nötig; alle Beteiligten müssen auf den aktuellen Stand der Forschung gebracht werden.

---

[4] Vgl. Mayring 1990 und Strauss & Corbin 1996

1.2 Konzept

Zur Erfassung des Phänomens „Veganer Lebensstil" ist die vorliegende Arbeit in fünf Abschnitte unterteilt. Da es sich um einen relativ unerforschten Gegenstandsbereich handelt, liegt der Schwerpunkt der vorliegenden Arbeit in der Erforschung und Deskription eines veganen Lebensstils. Darüber hinaus soll untersucht werden, wie sich ein veganer Lebensstil organisiert und ob Schwierigkeiten damit verbunden sind.

Der erste Teil der Arbeit dient der Annäherung des Themas und beginnt mit der *Einleitung (1)*. Die *Einordnung des Themas (1.1)* soll einen Eindruck über den wissenschaftlichen Stand in den Erziehungswissenschaften und ihren benachbarten Disziplinen geben. Im Kapitel *Konzept (1.2)* wird der Aufbau der Arbeit skizziert. Die Darstellung des pädagogischen Bezugsrahmens erfolgt im Kapitel *Lebensstil, Identität und Bildung (1.3)*. Hier wird gezeigt, dass es sich beim Veganismus um einen Lebensstil handelt, der eng mit Identität und Bildung verbunden ist. Dieser Teil der Arbeit dient als Grundlage für eine Kulturkritik und der daraus abgeleiteten Notwendigkeit von pädagogischen Interventionen. Nach der *Definition des Veganismus (1.4)* folgt die *Historische Entwicklung (1.5)*. In diesem Teil der Arbeit wird gezeigt, dass die Grenzen zwischen Vegetarismus und Veganismus fließend sind und nicht immer voneinander abgegrenzt werden können. Aus Gründen der Vollständigkeit wird immer dann der Begriff Vegetarismus gewählt, wenn nicht ganz deutlich ist, ob es sich hier um Vegetarismus oder Veganismus handelt. Ein weiterer wichtiger Bestandteil für das Verständnis der empirischen Untersuchung sind die *Motive (1.6)*, die in den Kapiteln *Ethisch-Moralische Gründe (1.6.1)*, *Ökologische Gründe (1.6.2)*, *Ökonomische Gründe (1.6.3)*, *Gesundheitliche Gründe (1.6.4)* und *Religiöse Gründe (1.6.5)* ausführlich vorgestellt werden.

Im zweiten Teil der Arbeit werden die verwendeten *Methoden (2)* skizziert und die Untersuchungsvorgänge der mündlichen und schriftlichen Befragung im Kapitel *Erhebungsinstrumente (2.1)* beschrieben.

Die *Ergebnisse (3)* der Erhebung werden im dritten Teil der Arbeit vorgestellt. Der dritte Teil beginnt mit den *Ergebnissen der qualitativen Studie (3.1)* und beinhaltet die Kapitel *Entscheidungsgründe und Beginn des vegetarischen Lebensstils (3.1.1)*, *Tierhaltung und Umgang mit Tieren in der Kindheit und Primärfamilie (3.1.2)*, *Reaktionen des sozialen Umfelds auf den vegetarischen Lebensstil (3.1.3)*, *Schwierigkeiten bei der Umstellung zum vegetarischen Lebensstil (3.1.4)*, *Entscheidungsgründe und Beginn des veganen Lebensstils (3.1.5)*, *Definition des veganen Lebensstils (3.1.6)*, *Reaktionen des sozialen Umfelds auf den veganen Lebensstil (3.1.7)*, *Schwierigkeiten bei der Umstellung zum veganen Lebensstil (3.1.8)*, *Gründe zur Fortführung des veganen Lebensstils (3.1.9)*, *Wünsche und Hoffnungen hinsichtlich des veganen Lebensstils (3.1.10)* und *Zusammenfassung der Ergebnisse der qualitativen Studie (3.1.11)*. Danach folgen die *Ergebnisse der quantitativen Studie (3.2)* und die Kapitel *Demographische Daten (3.2.1)*, *Dauer des vegetarischen und veganen Lebensstils (3.2.2)*, *Anzahl der Veganer im Bekanntenkreis (3.2.3)*, *Konsum- und Kaufverhalten (3.2.4)*, *Gründe für den Veganismus (3.2.5)*, *Soziale Akzeptanz (3.2.6)*, *Grundsätzliche Eindrücke (3.2.7)* und *Zusammenfassung der Ergebnis der quantitativen Studie (3.2.8)*.

Nach der Darstellung der Untersuchungsergebnisse widmet sich der vierte Teil der Arbeit der *Zusammenfassung und Diskussion (4)*. Konsequenzen, die sich daraus für das pädagogische Handeln ergeben, werden in den Kapiteln *Kinderbücher (4.1)*, *Schule (4.2)*, *Massenmedien (4.3)* und *Vegane Produkte (4.4)* diskutiert.

Der fünfte Teil schließt mit einem *Ausblick (5)* auf künftige interdisziplinäre Forschungsvorhaben.

1.3 Lebensstil, Identität und Bildung

Bei den untersuchten Veganern sind folgende Gemeinsamkeiten zu erkennen:

- *Ablehnung tierischer Produkte aus ethisch-moralischen, gesundheitlichen, ökonomischen, ökologischen und/oder religiösen Gründen;*
- *Ablehnung der Ausbeutung von Tieren (wie es z. B. beim Schlachten, bei Tierversuchen oder bei bestimmten Tiersportarten geschieht);*
- *Selbst gewählte Strukturen und Formen zur Aufrechterhaltung des veganen Lebensstils;*
- *Entwicklung des Veganismus aus dem Vegetarismus bzw. aus einer vorhergehenden vegetarischen Ernährungsweise;*
- *Entwicklung einer eigenen Sprache mit Symbolen (wie z. B. das „V-Label" und die Verwendung des Adjektivs „tierlich" statt „tierisch").*

Die vorliegenden Ähnlichkeiten in Struktur und Form der Lebensorganisation, Einstellungen, dem Verhalten und Erleben können übergeordnet als „Lebensstil" bezeichnet werden. Ein Lebensstil ist nach Georg Simmel der *„Ausdruck einer individuellen, aber objektiv charakterisierbaren Lebensgestaltung"*[5]. Simmel erläutert: *„Was den modernen Menschen so stark zum Stil treibt, ist die Entlastung und Verhüllung des Persönlichen, die das Wesen des Stiles hat. Der Subjektivismus und die Individualität hat sich bis zum Umbrechen zugespitzt, und den stilisierten Formgebungen ... liegt eine Milderung und Abtönung dieser akuten Personalität zu einem Allgemeinen und seinem Gesetz."*[6]

Hartmut Lüdtke begreift einen Lebensstil darüber hinaus als eine *„unverwechselbare Struktur und Form eines subjektiv sinnvollen, erprobten [...] Kontextes der Lebensorganisation [...] eines privaten Haushalts [...], den dieser mit einem Kollektiv teilt und dessen Mitglieder deswegen einander als sozial ähnlich wahrnehmen und bewerten."*[7]

---

[5] Simmel zit. nach Lüdtke 1989, S. 26
[6] Simmel zit. nach Lüdtke 1989, S. 27
[7] Lüdtke 1989, S. 40

Ein Lebensstil bezeichnet also in ganzheitlich-umfassender Weise die jeweiligen Ausdrucksformen der alltäglichen Daseinsgestaltung bestimmter Personen, sozialer Einheiten, Bevölkerungsteile oder ganzer Gesellschaften.[8] Die Ausprägung eines Lebensstils bzw. einer Lebensweise[9] ist dabei abhängig von der individuellen Lebensauffassung und Wertvorstellung der beteiligten Personen.[10] Ein Lebensstil ist somit *„eine bestimmte, mehreren Menschen gemeinsame, und sie von anderen Menschen unterscheidende routinisierte Form der Alltagsorganisation",*[11] ein Komplex aus Mitteln eigener Sprache, Symbolen und Verhaltensmustern. Dabei entsteht ein Lebensstil nicht punktuell oder additiv, sondern ist das Ergebnis eines langen Prozesses und eng an Identität und Bildung gekoppelt: *„Von einem Lebensstil lässt sich [...] erst dann sprechen, wenn sein Konstituierungs- und Verfestigungsprozeß relativ abgeschlossen ist, wenn er seinem Träger auch als `Regelwerk` zur Organisation des Alltags dient, wenn in diesem System er sich und andere ihn `wiedererkennen`."*[12]

Alle oben genannten Eigenschaften eines Lebensstils treffen auf die Verhaltensmuster der befragten Veganer zu, was sich in den folgenden Kapiteln immer wieder zeigen lässt. Außerdem beinhaltet ein Lebensstil *„subjektiv den Kompromiss zwischen persönlicher, aber beliebiger Selbstdefinition und sozial vergleichbarer und sanktionsfähiger Lebensform. Er ist daher ein Vehikel der Identitätssicherung."*[13] Betrachtet man den Zusammenhang von Lebensstil und Identität genauer, so kann die Hauptfunktion eines Lebensstils vom Standpunkt des Handelnden als Sicherung und Vermittlung personaler und sozialer Identität verstanden werden: *„Der Lebensstil erlaubt dem Akteur [...] Alltagsroutine und stabilisiert so subjektive Identität."*[14]

---

[8] Vgl. Hillmann 1994, S. 477
[9] Im Folgenden werden die Begriffe Lebensweise und Lebensstil gleich verwendet, obwohl der Begriff der Lebensweise „Way of life" in der Literatur oftmals einen Zusammenhang von Lebensstandard, Lebensqualität und Lebensstil meint
[10] Vgl. Lüdtke 1989, S. 24 f und S. 48
[11] Lüdtke zit. nach Berger & Hradil 1990, S. 138
[12] Lüdtke 1989, S. 18
[13] Lüdtke 1989, S. 28
[14] Lüdtke in Berger & Hradil 1990, S. 435

Der praktische Lebensstil selbst manifestiert sich nicht rigoros, sondern eher partiell in verschiedenen Handlungssituationen.[15] Dabei beeinflussen Einstellungen, Wertvorstellungen, Lebensziele sowie das ökologische und soziale Umfeld nicht nur den Lebensstil, sondern werden umgekehrt auch vom Lebensstil determiniert, so dass sie darüber hinaus gleichzeitig Bestandteile des Lebensstils sind.[16]

Karl-Heinz Hillmann begreift Identität als *„das mit unterschiedlichen Graden der Bewußtheit und Gefühlsgeladenheit verbundene Selbstverständnis (Selbstgewißheit) von Personen im Hinblick auf die eigene Individualität, Lebenssituation und soziale Zugehörigkeit."*[17] Dabei ist die Identität bei den einzelnen Personen nicht a priori gegeben, sondern bildet sich erst im Verlauf der Sozialisation durch Interaktionen mit anderen und durch das Erlernen von sozialen Rollen heraus. Besonders die Phasen der Pubertät und Adoleszenz spielen eine wichtige Rolle bei der Ausbildung einer individuellen Identität.[18]

Eine Verknüpfung von Identitätsbildung und Lebensstil zeigt Abbildung 1: Nach Herbert Mead bildet sich im Zuge der Sozialisation und des Rollenlernens das „Selbst"[19] des Einzelnen heraus. Indem der Mensch die Rollen anderer einnimmt, kann er sich von diesen aus gedanklich selbst betrachten. Das Individuum sucht die Befriedigung seiner Bedürfnisse, die durch vorhergegangene Interaktions- und Sozialisationserfahrungen bereits überformt wurden. Es wird die Realisierung von Zielen angestrebt, wozu die Darstellung der eigenen Person zählt, wie auch das Streben nach konsistentem Handeln. Das kulturelle System vermittelt dabei den möglichen Sinn von unterschiedlichen Verhaltensstilen.

---

[15] Vgl. Lüdtke 1989, S. 41 und S. 73
[16] Vgl. Lüdtke 1989, S. 45
[17] Hillmann 1994, S. 350
[18] Vgl. Hillmann 1994, S. 350
[19] Das „Selbst" teilt sich dabei in ein „Ich" und ein „Mir" bzw. „Mich" und ist eng mit der Identität verwoben; Vgl. Hillmann 1994, S. 537

Abb. 1: Lebensstil und Identität nach Talcott Parsons und Herbert Mead[20]

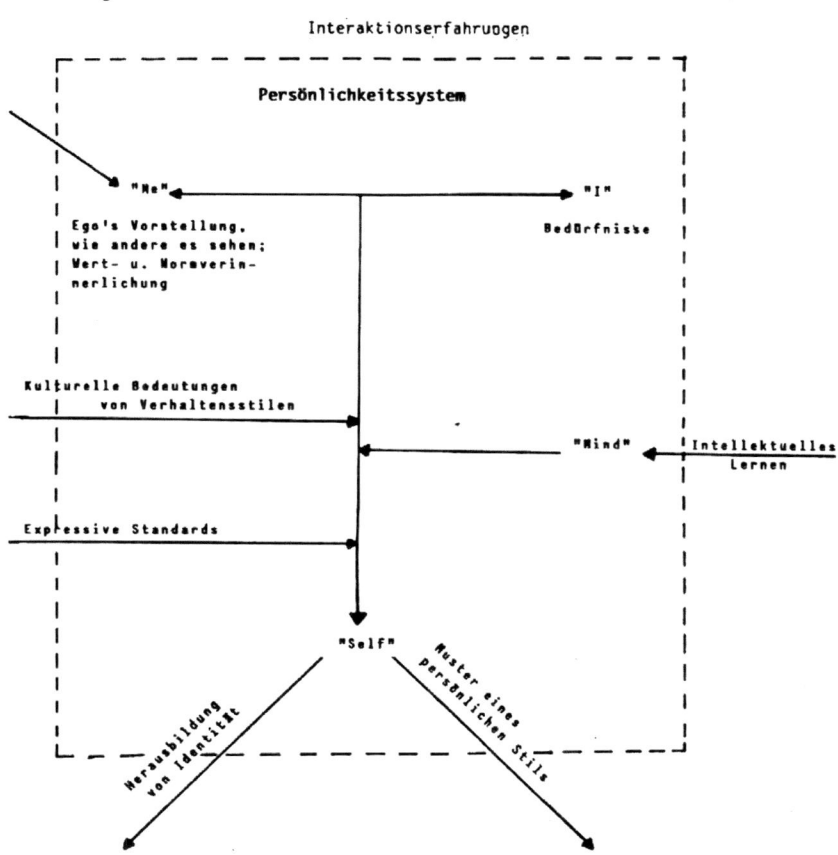

Das Ergebnis dieser Entwicklung ist die Herausbildung von Identität, verbunden mit der Äußerung eines persönlichen Stils. Die Praxis besteht dann in der Anwendung des Lebensstils in verschiedenen Alltagssituationen. Die Individualität und Sozialisation sind dabei unlösbar miteinander verbunden.[21]

---

[20] Lüdtke 1989, S. 77
[21] Vgl. Lüdtke 1989, S. 76 f und Schweitzer 1985, S. 25

Die Herausbildung eines Lebensstils entsteht in einem Wechselspiel von verhaltensbeeinflussenden Variablen und dem Konsumentscheidungsprozess: *„Ausgangspunkt ist das Persönlichkeitssystem als Ergebnis individueller Determinanten und soziokultureller Umwelt. Aus seinen Dimensionen Selbstbild, Selbstkonzept und Weltbild resultiert zunächst ein 'erwünschter Lebensstil', der über komplizierte kognitive Vergleichs-, Auswahl- und Entscheidungsprozesse zu einem 'bedürfnisspezifisch erwünschten Lebensstil (Präferenz)' gefiltert wird. Dieser wird dann über weitere Gewichtungs- und Antizipationsprozesse in den 'angestrebten Lebensstil (Prädisposition)' transformiert, aus dem schließlich unter dem Einfluß gegebener Restriktionen und situativer Einflüsse sowie der Entscheidung für bzw. gegen mögliche Änderungen der 'realisierte Lebensstil' wird."*[22] Dabei ist die Grenze zwischen Selbst und Identität fließend, so dass diese Begriffe in der Literatur oft synonym gebraucht werden.[23]

Da Entstehung, Verlauf und Fixierung eines Lebensstils im Laufe des Lebens nicht beliebig, sondern lokalisierbar sind, erhält diese Thematik eine besondere Relevanz für den pädagogischen Forschungsbereich hinsichtlich der Ausbildung und Stabilisierung von Identität bei Heranwachsenden.[24] Nach Friedrich Schweitzer kann Identität *„als Leitbegriff pädagogischer Theoriebildung"*[25] verstanden werden, weshalb *„ein differenziertes Eingehen auf die entwicklungsmäßige Situation, bei der im einen Fall die Seite von 'Identität' und Individuation, in anderen Fällen aber die von Bindung und Verantwortung zu unterstützen ist."*[26] Erik H. Erikson versteht die Identitätsbildung als eine Aufgabe der adoleszenten Entwicklung, betont aber gleichzeitig, dass Identitätsbildung ein Prozess darstellt, der sich über das ganze Leben erstreckt und somit altersmäßig nicht einzuordnen ist.[27]

---

[22] Lüdtke in Berger & Hradil 1990, S. 434 f
[23] Der englische Begriff „self" wird im deutschsprachigen Raum oftmals als Identität wiedergegeben, weshalb Mead, der nur von „self" spricht, in Deutschland zum Gewährsmann der Identitätstheorien werden konnte; Vgl. Schweitzer 1985, S. 11
[24] Vgl. Schweitzer 1985, S. 63
[25] Schweitzer 1985, S. 19
[26] Schweitzer 1985, S. 14
[27] Vgl. Schweitzer 1985, S. 50

Klaus Mollenhauer & Franz Wellendorf begreifen Identität ebenfalls als eine primäre Aufgabe der Erziehung: „`Identitätsbildung` gilt als pädagogische Grundaufgabe, an der sich die Erziehung im ganzen orientieren soll. `Identität` wird deshalb als Leitbegriff pädagogischer Theoriebildung angesehen, und die Tendenz zeichnet sich ab, Erziehung und Identitätsbildung gleichzusetzen."[28] Notwendige Voraussetzung für die Ausbildung von Identität ist laut Parsons & Coser eine „Pluralisierung der Lebenswelt". Die gesellschaftliche Differenzierung gibt den Heranwachsenden mehr Optionen für einen persönlich gewählten Lebensstil und eine von Traditionen losgelöste Identität.[29] Die phänomenologische Soziologie spricht hier auch von der „Pluralisierung sozialer Lebenswelten" und erklärt das Problem der Identität als Folge zeitlicher, räumlicher und sozialer Aufsplitterung der Gesellschaft.[30]

In der Pädagogik wird die Identität mitunter als ein Leitbild verschiedener Theoriebildungen verstanden und die Aufgabe der Erziehung wird dadurch als Identitätsbildung bestimmt.[31] Schweitzer fordert z. B. pädagogische Institutionen „als Erfahrungsräume für Kinder und Jugendliche zu gestalten und so für eine Lebenswelt zu sorgen, in der sie auch Bildung, Verantwortung und Zugehörigkeit erfahren."[32] Auch Urs Haeberlin & Eva Niklaus halten eine bewusste Identität für zwingend notwendig, um eine Reflexion erst möglich zu machen: „Der Identitätsbegriff [ist notwendig] für die Fähigkeit zur Selbstreflexion, die als Voraussetzung von Kritikfähigkeit gilt."[33] Wellendorf begreift Identität als „gelungenen Kompromiß zwischen Natur und Kultur oder zwischen Triebimpulsen und gesellschaftlichen Erwartungen."[34] Dieser Kompromiss kann seiner Ansicht nach aber gegenwärtig nicht gelingen, weil „die Schule gesellschaftliche Erwartungen aufzwinge, die sich mit dem lebensgeschichtlichen Zusammenhang der Schüler nicht vermitteln lassen."[35]

---

[28] Schweitzer 1985, S. 16
[29] Vgl. Schweitzer 1985, S. 100
[30] Schweitzer 1985, S. 100
[31] Vgl. Schweitzer 1985, S. 11
[32] Schweitzer 1985, S. 14
[33] Schweitzer 1985, S. 18
[34] Wellendorf zit. nach Schweitzer 1985, S. 18
[35] Wellendorf zit. nach Schweitzer 1985, S. 18 f

Eine gelungene Identität bewirkt nach Lothar Krappmann, *„daß das Individuum einerseits trotz der ihm angesonnenen Einzigartigkeit sich nicht durch Isolierung aus der Kommunikation und Interaktion mit anderen ausschließen läßt und andererseits sich nicht unter die für es bereitgehaltenen sozialen Erwartungen in einer Weise subsumieren läßt, die es ihm unmöglich macht, seine eigenen Bedürfnisdispositionen in die Interaktion einzubringen."*[36]

Heutzutage wachsen Kinder und Jugendliche in einer Welt auf, die nicht nur im politischen Sinne pluralistisch ist, sondern in der auch Weltanschauungen und politisch-ökonomische Interessen differieren. Pluralistisch sind demnach auch viele Normen und Werte,[37] die gleichsam im Wettbewerb um Zustimmung oder Ablehnung werben. In diesem Zusammenhang müssen Heranwachsende ihre individuelle Wertorientierung und Lebensplanung entwickeln, um einen für sie befriedigenden Platz in der Gesellschaft zu finden. Dabei sollen diese Wertorientierungen nicht durch Übernahme eines fraglos vorgegebenen Kanons entstehen, sondern durch eine individuelle Auseinandersetzung mit den verschiedenen Lebens- und Handlungsoptionen. Eine gelungene Identität kann erst also dann entstehen, wenn sie die Möglichkeit haben, ökonomische, symbolische, kognitive und motivationale Ressourcen nach individuellen Präferenzen oder nach exklusiven Gruppennormen anwenden zu können, d. h. über ihre eigenen Lebensstil bewusst entscheiden zu können. Insbesondere in einer Pluralisierung der Lebenswelten sollte es eine pädagogische Grundaufgabe sein, diese Entfaltungsmöglichkeit und Suche nach eigener Identität durch Aufklärung und Bildung stärker zu fördern. Das bedeutet für die Pädagogik, dass sie ihrem Auftrag als Bildungs- und Aufklärungsinstanz intensiver nachkommen muss.

---

[36] Krappmann zit. nach Schweitzer 1985, S. 72
[37] Normen begreife ich als kollektive Vorgaben für die subjektive Wertbildung. Sie erwachsen aus Gesetzen, aber auch aus allgemeinen Überzeugungen über Sitten und Gebräuche sowie aus Vorschriften innerhalb einer bestimmten Gemeinschaft. Davon zu unterscheiden ist die subjektive Wertbildung, die der einzelne Mensch entweder als persönliche Aneignung der Normen für sich entwickelt, oder die er als für sich verbindlich in einem Handlungsraum aufbaut, in dem Normen keine Vorschriften machen; Vgl. Giesecke 1997, S. 105.

Die Auseinandersetzung mit den verschiedenen Lebens- und Handlungsoptionen kann durch eine entsprechende Bildung und Aufklärung gewährleistet und mittels Schule erreicht werden, da hier fast alle Kinder und Jugendliche anzutreffen sind. Dabei sollten die Schüler für sich selbst herausfinden, was sie wollen, was sie akzeptieren und was sie ablehnen. Diese Werte müssen aber erst von ihnen entdeckt werden können, um als Maßstäbe für die Sortierung des Wählbaren zu dienen. Notwendig dazu ist eine lückenlose Bildung[38] und Aufklärung von Kindern und Jugendlichen über die tatsächliche Realität ihrer Umwelt (wie z. B. der Umgang mit Tieren).

Begreift man die Ausbildung einer individuellen Identität als eine wichtige Aufgabe pädagogischen Handels und den Lebensstil als Teil dieser Identität, dann muss die Pädagogik unverzüglich auf das Phänomen „Veganismus als Lebensstil" mit entsprechender Aufklärung und Bildung reagieren.

Dabei besteht der pädagogische Auftrag darin, Kinder und Jugendliche so zu bilden und erziehen, dass sie eine gute Balance finden zwischen ihren eigenen Neigungen, Bestrebungen, Wünschen, Bedürfnissen und den Anforderungen, die die Gesellschaft an sie stellt. Sie sollten eine soziale Position finden, die ihren eigenen Bedürfnissen und Fähigkeiten entspricht und ein Mindestmaß an sozialer Achtung und Anerkennung gegenüber der Mitwelt einhält.[39]

Wenn Kinder und Jugendliche ihren Platz in einer Gesellschaft finden sollen, müssen sie ihre Fähigkeiten entwickeln und ihre Persönlichkeit individuell entfalten können. Eine wichtige Voraussetzung für die Ausbildung von Identität ist das Erfahren von Geborgenheit, Anerkennung und Akzeptanz. Auf sich allein gestellt, zurückgeworfen auf bloße Individualität, losgelöst von sozialen Kontexten und Verbindlichkeiten, droht sonst die individuelle Entwicklung zu scheitern. Einsamkeit, Verunsicherung oder abweichendes Verhalten (z. B. randalierende Jugendliche) können eine mögliche Folge sein.

---

[38] Mit Bildung sind sowohl die Prozesse der Mitteilung und Entwicklung von Kenntnissen, Fähigkeiten, Fertigkeiten, Werthaltungen und Gefühlen gemeint, als auch deren Ergebnis; Vgl. Hillmann 1994, S. 101
[39] Vgl. Giesecke 1996, S. 26 f

Eine gelungene Identitätsbildung benötigt also die Erfahrung der basalen Anerkennung der Person und stellt sich in der Verknüpfung von individueller und gesellschaftlicher Ebene dar. Charles Taylor begreift Identität als ein Phänomen zwischen dem Grundbedürfnis nach Anerkennung und Zugehörigkeit und schreibt: *„Es besteht ein Zusammenhang zwischen Anerkennung und Identität [...]. Die These lautet, unsere Identität werde teilweise von der Anerkennung oder Nicht-Anerkennung, oft auch von der Verkennung durch die anderen geprägt, so daß ein Mensch oder eine Gruppe von Menschen wirklichen Schaden nehmen, eine wirkliche Deformation erleiden kann, wenn die Umgebung oder die Gesellschaft ein eingeschränktes, herabwürdigendes oder verächtliches Bild ihrer selbst zurückspiegelt. Nichtanerkennung oder Verkennung kann Leiden verursachen, kann eine Form von Unterdrückung sein, kann den anderen in ein falsches, deformiertes Dasein einschließen."*[40]

Identitätsbildung ist also ein Entwicklungsprozess, der zum Ziel hat, ein individuell gewünschtes oder notwendiges Gefühl von Identität zu erzeugen. Voraussetzung für sein Gelingen ist dabei ein sinnvolles Gefüge von Aufklärung, Bildung, sozialer Anerkennung und Zugehörigkeit zu einer bestimmten Gruppe.[41]

Zusammenfassend lässt sich festhalten, dass zur Herausbildung eines eigenen Lebensstils die Bildung von Identität erforderlich ist. Dies kann nur erreicht werden, wenn die Pädagogik Kinder und Jugendliche realistisch aufklärt und bildet, so dass sie individuelle Wertvorstellungen entwickeln können. Heranwachsende sollten eine Chance erhalten, sich in der vorhandenen Welt orientieren zu können, was ihnen aber nur gelingen kann, wenn ihnen ein echtes Abbild der Gesellschaft (inklusive dem Umgang mit Tieren) vermittelt wird. Zusätzlich sollten vegetarisch und vegan lebende Kinder und Jugendliche in ihrem Lebensstil gestärkt und unterstützt werden, damit ihre individuelle Entwicklung nicht durch soziale Ausgrenzung gefährdet wird.

---

[40] Taylor zit. nach Keupp 1997, S. 27
[41] Vgl. Keupp 1997, S. 34 f

1.4 Definition des Veganismus

Die Begriffe Vegetarisch und Vegan sind abgeleitet von den lateinischen Wörtern „vegare" (= wachsen, leben), „vegetare" (= erquicken, beleben) oder „vegetus" (= gesund). Aus „vegere" wurde im angelsächsischen Sprachraum der Ausdruck „vegetarian" entwickelt, der als Wortstamm für den deutschen Terminus übernommen wurde. Von seinem Partizip „vegetabili" wurde das englische Wort „vegetable" (= Gemüse, pflanzliche Kost) hergeleitet.[42]

Der Ausdruck „vegetarian" wurde erstmals 1842 von englischen Vegetariern als Ersatz für verschiedene Bezeichnungen wie „pythagoreische Kost"[43], „Pflanzenköstler" oder „fleischfreie Kost" verwendet. Davor sprach man über Jahrtausende hinweg von „pythagoreischer Lebensweise", wenn es um Vegetarismus ging. In den folgenden Jahrzehnten wurde dieses Wort im deutschsprachigen Raum als „vegetarianisch" bzw. „Vegetarianer" übernommen. Später bürgerten sich die Kurzformen „vegetarisch" bzw. „Vegetarier" ein. Darüber hinaus findet sich in der Literatur bis 1880 neben dem Begriff des „Vegetarianismus" auch der des „Thalysianismus"[44], ehe sich die verkürzte Form „Vegetarismus" durchsetzte.[45]

Der Begriff „vegan" hat seine Wurzeln ebenfalls im angelsächsischen Raum. Er entstand im November 1944 in Großbritannien als Wortschöpfung durch Donald Watson (1910 – 2005), Mitglied der damals neu gegründeten *Vegan Society*. Vegan ist eine Abkürzung des englischen „**veg**etari**an**", und wurde aus dessen ersten und letzten Buchstaben gebildet. Mit dieser neuen Wortkonstruktion sollte der konsequente und gänzliche Verzicht auf alle tierischen Produkte, auch über die Ernährung hinausgehend, verdeutlicht werden.[46]

---

[42] Vgl. Leitzmann & Hahn 1996, S. 14; Haussleiter 1935, S. 1 und Clements 1996, S. 9
[43] Der griechische Philosoph und Mathematiker Pythagoras gilt als Urvater des Vegetarismus
[44] Dieser Begriff stammt vom griechischen Wort Thalysia und bedeutet Erdopfer
[45] Vgl. Leitzmann & Hahn 1996, S. 30 und Loppenthien, in: Vegetarisch fit, 1,1998, S. 16
[46] Vgl. Clements 1996, S. 9. und Vegan Society

Inzwischen gibt es verschiedenartige Formen des Vegetarismus. Die Ernährungswissenschaftler Claus Leitzmann und Andreas Hahn unterscheiden fünf verschiedene Formen der vegetarischen Ernährungsweise, wobei als Unterscheidungskriterium die Lebensmittelauswahl zugrunde gelegt wird:

Tab. 1: Formen der vegetarischen Ernährung nach Leitzmann & Hahn[47]

Bezeichnung	Lebensmittelauswahl
Ovo-Vegetarier	meiden Fleisch, Fisch und Milch, essen aber Eier
Lakto-Vegetarier	meiden neben Fleisch und Fisch auch den Verzehr von Eiern, verzichten aber nicht auf Milch und Milchprodukte
Lakto-Ovo-Vegetarier	meiden Fleisch und Fisch, essen aber andere tierische Produkte wie Eier, Milch und Milchprodukte
Veganer	
a) Vegans (strikte Vegetarier)	meiden konsequent alle vom Tier stammenden Nahrungsmittel wie Fleisch, Fisch, Milch, Eier und häufig auch Honig
b) New Vegans (Rohköstler)	meiden (fast) alle vom Tier stammenden Nahrungsmittel, sowie jede erhitzte Nahrung

Im Gegensatz zu den verschiedenen Formen des Vegetarismus und der vegetarischen Lebensweise bezieht sich ein veganer Lebensstil nicht nur auf das Essverhalten, sondern versucht darüber hinaus jede Ausbeutung von Tieren zu vermeiden. Demzufolge lehnen Veganer nicht nur den Verzehr tierischer Nahrungsmittel ab, sondern auch die Verwendung von Gebrauchsgegenständen und Konsumartikeln, die ganz oder teilweise aus tierischen Rohstoffen hergestellt werden (wie Leder, Wolle, Daunen, Schmuckperlen oder Naturborsten aus Tierhaaren). Kath Clements schreibt: *„Als vegan lebend bezeichnen sich jene Menschen, die die Verwendung tierischer Produkte in ihrer Ernährung sowie zur Bekleidung und zur Herstellung aller anderen Gebrauchsgüter ablehnen."*[48]

---

[47] Vgl. Leitzmann & Hahn 1996, S. 15
[48] Clements 1996, S. 9

1.5 Historische Entwicklung

In diesem Teil der Arbeit wird die historische Entwicklung des Veganismus aus dem Vegetarismus heraus vorgestellt. Als Grundlage dienen die Schriften von Christian Bartolf und Johannes Haussleiter. Die Entstehungsgeschichte des Veganismus wird hier ausführlich beschrieben, da verschiedene Gründe für einen veganen Lebensstil nur aus dem historischen Kontext heraus verstanden werden können. Dies gilt besonders für den ethisch-moralisch und den religiös begründeten Veganismus, die beide einer langen historischen und kulturellen Tradition entspringen. Die Grenzen zwischen dem Veganismus und dem Vegetarismus sind in der Geschichte fließend und können nicht immer mit der nötigen Schärfe voneinander abgegrenzt werden.[49]

Die heutige Haltung der westlichen Welt gegenüber dem Tier ist nicht nur in den verschiedenen Religionen wie z. B. dem Judentum oder dem Christentum verwurzelt, sondern auch in der griechischen Antike. Die seit der Antike bestehende geistige Auseinandersetzung mit dem Vegetarismus, d. h. vornehmlich mit dem Phänomen des „Nicht-Fleischessens", hat seinen Ursprung in der jahrtausendalten Tradition einer vegetarischen Ethik: Epimenides von Kreta und Abaris (7. und 6. Jh. v. Chr.), die so genannten ekstatischen Seher und Katharten, waren die Vorläufer einer vegetarischen Ethik in der Antike. Parallel dazu legten im 6. Jh. v. Chr. im asiatischen Raum Buddha, Lao-tse, Konfuzius und Zarathustra den Grundstein für eine vegetarische Lebensweise.[50] Die Orphiker (6. Jh. v. Chr.) waren schließlich die eigentlichen Verbreiter einer vegetarischen Lebensweise. Im Mittelpunkt der orphischen Lehre stand vor allem das „Streben nach Reinheit" und die dafür erforderliche Verschmähung von Fleisch. Bedingt wurde diese Askese aber auch durch die Ehrfurcht vor allem tierischen Leben. So existierte neben dem Verbot tierische Produkte (z. B. Fleisch und Eier) zu konsumieren, auch das Verbot Kleidung aus Tierhaaren (wie Wolle) zu tragen.[51]

---

[49] Wenn hier also in einzelnen Abschnitten nur von Vegetarismus die Rede ist, so geschieht dies aus Gründen formaler Übersicht
[50] Vgl. Leitzmann & Hahn 1996, S. 26 und Haussleiter 1935, S. 79
[51] Vgl. Haussleiter 1935, S. 79 ff

Die orphische Lehre wurde von dem griechischen Philosophen und Mathematiker Pythagoras von Samos (592 – 493 v. Chr.) übernommen und ergänzt durch den Gedanken der Enthaltung von den „beseelten Wesen" sowie der „Verwandtschaft alles Lebendigen". Pythagoras wurde damit zu einem der wichtigsten Vorläufer des moralisch begründeten Vegetarismus.[52] Der Historiker Timaios (ca. 346 – 260 v. Chr.) berichtet über Pythagoras: *„Da er die Vertraulichkeit [...] den Menschen von weither einpflanzen wollte, verband er sie auch mit den verwandten Tieren [...], indem er ihnen befahl, diese für vertraut [...] und befreundet zu halten, so daß man keinem von ihnen Unrecht tun oder es töten und verzehren dürfe. Wer demnach die Menschen auch mit den Tieren, weil sie aus denselben Elementen wie wir bestehen und an dem gemeinsameren Leben mit uns teilhaben, vertraut macht, wieviel mehr begründete der die Vertraulichkeit zu denen, die an einer gleichartigen vernünftigen Seele teilhaben? Von dieser Vertraulichkeit aus führte er auch die Gerechtigkeit ein, die von dem wichtigsten Prinzip abgeleitet wird."*[53]

In Anlehnung an die orphische und pythagoreische Überzeugung plädierte Empedokles (ca. 500 – 440 v. Chr.) ebenfalls für eine fleischlose Ernährung auf der Grundlage der „Seelenwanderung" und „Wiederverkörperung".[54]

Xenokrates von Chalkedon (395 – 314 v. Chr.), der zweite Nachfolger Platons in der Akademie, hatte bei seinen Empfehlungen für eine vegetarische Lebensweise dagegen ausschließlich das Wohl der Menschen vor Augen. Ihm kam es weniger auf die Schonung der Tiere an, als darauf, dass die „vernunftlose" Tierseele keinen Einfluss auf die Seele des Menschen nehme. Erst einige Jahrhunderte später argumentierte der römische Dichter Ovid (43 v. Chr. – 17 n. Chr.) wieder für eine Enthaltung vom Fleischgenuss mit dem Gedanken der Askese.[55]

---

[52] Vgl. Haussleiter 1935, S. 2, S. 153 und Bartolf 1996, S. 15
[53] Haussleiter 1935, S. 101
[54] Vgl. Haussleiter 1935, S. 161 und Bartolf 1996, S. 15
[55] Vgl. Haussleiter 1935, S. 198 ff und S. 390

Plutarch (ca. 50 – 120 n. Chr.) diskutierte erstmalig nicht, warum Vegetarier kein Fleisch äßen, sondern warum Fleischesser Tiere äßen, da das Fleischessen spirituelle Grobheit und Unempfindlichkeit auch gegenüber den leidenden Mitmenschen zur Folge hätte. Den Lebewesen die Sonne, das Licht und das Leben zu rauben, die sie als Lebensrecht zuerkannt bekamen, geschähe allein wegen der Fleischnahrung.[56] Plutarch wollte *„die Milde gegen die Tiere zu einer Übung der Menschenfreundlichkeit [...] und Barmherzigkeit machen"*[57] und mahnte deshalb: *„Mit beseelten Geschöpfen darf man nicht wie mit Schuhen und anderen Geräten verfahren, die man, wenn sie zerbrochen sind, wegwirft, sondern man soll sich an ihnen, wenn aus keiner anderen Ursache, wenigstens zur Übung in der Menschenliebe, zur Güte und Sanftmut gewöhnen. Ich für meine Person würde nicht einmal einen Ochsen, der in meinem Dienst gearbeitet hat, altershalber verkaufen."*[58] Diesem Gedanken lag die Auffassung zugrunde, dass *„die Tiere die Menschen in allen Tugenden weit überträfen, und daß die Tierseele von Natur zur Erzeugung der Tugend geeigneter und vollkommener sei"*[59] als die des Menschen. Dabei verurteilte Plutarch vor allem aus moralischen Gründen das Schlachten der Tiere: *"Was nun die Schädigung von Pflanzen, den Gebrauch von Feuer und Wasser, die Schur der Schafe, die Milch sowie die Zähmung und Anschirrung der Rinder zur Wohlfahrt und Erhaltung betrifft, so gewährt der Gott den Benutzern hierfür Verzeihung. Tiere jedoch an die Schlachtbank zu führen und zu kochen, indem man sich mit Leichen besudelt, nicht um der Ernährung oder Sättigung willen, sondern indem man Lust und Schlemmerei sich zum Ziele setzt, ist über die Maßen gesetzlos und furchtbar."*[60]

Im 1. Jh. n. Chr. trat Apollonios von Tyana für einen konsequenten Vegetarismus ein. Hauptmotiv war hier wieder eine stark asketische Grundhaltung, die auch die Verwendung von tierischen Stoffen zu Kleidungszwecken verbot.[61]

---

[56] Vgl. Bartolf 1996, S. 15
[57] Haussleiter 1935, S. 213
[58] Haussleiter 1935, S. 213
[59] Vgl. Haussleiter 1935, S. 213
[60] Haussleiter 1935, S. 215
[61] Haussleiter 1935, S. 299 ff

Porphyrius (ca. 234 – 304 n. Chr.), ein Neuplatoniker und Student bei Plotin, verfasste eine Schrift über die Abstinenz von tierischer Nahrung, nachdem einer von Plotins Schülern zum Fleischesser geworden war. In dieser Schrift verwirft er Tieropfer als Rechtfertigung für tierische Nahrung und erkennt die Vernunft der Tiere an. Porphyrius vermenschlicht sogar das geistige Leben der Tiere und plädiert für eine Gleichbehandlung derselben. Seine Schrift *„Über die Enthaltung von Fleischnahrung"* wurde zum bedeutendsten Werk des antiken Vegetarismus.[62] Unter den späteren Neuplatonikern galt Proklos (um 500 n. Chr.) als überzeugter Verfechter des Vegetarismus, jedoch nicht mehr mit der Konsequenz und Strenge des Porphyrios.[63]

Mit dem Untergang der antiken Kultur geriet der vegetarische Gedanke in Europa in Vergessenheit. Erst nach Anbruch der Neuzeit wurde die vegetarische Idee wieder zu neuem Leben erweckt. Orientiert an Plutarch wurde Michel de Montaigne (1533 – 1592) zum ersten modernen Verteidiger der Tierwelt. Konsequenter vertrat Petrus Gassendi (1592 – 1655) den Vegetarismus durch sein Eintreten für die Philosophie des Epikur, begründet durch die moralische Natur des Menschen.[64] Erster englischer Sprecher der so genannten „Animal Rights-Bewegung" war der Autor Thomas Tryon (1634 – 1703). Er verurteilte in drei Schriften (1683 – 1691) das Töten von Tieren und argumentierte mit der Gleichheit der Kreatur vor Gott. Darüber hinaus betonte Tyron die Überlegenheit einer vegetarischen Ernährung für Körper und Geist. Tyron formulierte zum ersten Mal eine neuzeitliche Gewaltkritik, die auch die Jagd und andere gewalttätige Akte der Unterdrückung von Tieren verurteilte. Daneben kritisierte der Arzt und Philosoph Bernard de Mandeville (ca. 1670 – 1713) in seinem Plädoyer für den Vegetarismus *„The Fable of the Bees, or Private Vices Publick Benefits"* den Luxus und die Herrschsucht der Menschen. Mandeville beanstandete außerdem, dass nur der Mensch in der Lage sei, aus dem Töten einen Sport zu machen.[65]

---

[62] Vgl. Bartolf 1996, S. 15 und Haussleiter 1935, S. 210 und S. 318
[63] Vgl. Haussleiter 1935, S. 353
[64] Vgl. Haussleiter 1935, S. 357
[65] Vgl. Bartolf 1996, S. 15 f

Der antike Einfluss zeigte sich dann erst wieder bei Voltaire (1694 – 1778) und dem englischen Dichter John Dryden (1631 – 1700). Dryden poetisierte die pythagoreischen Auffassungen und forderte: *„Take not away the Life you cannot give: For all Things have an equal right to live."*[66] Diess Forderung ist bis heute eines der wichtigsten Argumente für einen veganen Lebesstil und für die Tierrechtsbewegung.

Jean-Jacques Rousseau (1712 – 1778) begriff das Mitleid als eine natürliche Güte des Menschen und „Quelle aller sozialen Tugenden" und somit als ein wichtiges Argument für den Vegetarismus. Das Mitleid als moralisches Motiv war auch für Arthur Schopenhauer (1788 – 1860) ausschlaggebend, um ihn zu einem Verfechter der fleischfreien Kost werden zu lassen. Diesen Gedanken folgten im 18. Jahrhundert Autoren wie Richard Dean, James Granger, Humphrey Primatt, Soame Jenys und John Oswald mit der Einsicht, dass der Vegetarismus sich längst durchgesetzt hätte, wenn der Mensch die von ihm verzehrten Tiere selbst töten müsste.[67]

Das Verhältnis der gebildeten europäischen Stände zum Tier begann sich im späten 18. Jahrhundert zunehmend mehr zu wandeln. Vor allem die bürgerlichen Aufklärer wandten sich gegen Auswüchse wie die Parforcejagd, die ihnen wider dem gottgewollten Lebensrecht der Tiere zu gehen schien. John Lawrence (1796 –1798) verwarf neben dem Ködern und Foltern von Tieren auch Tierexperimente und wollte den Tierrechtsgedanken als Gesetz verankert wissen. Georg Nicholson wandte 1797 sogar die „Goldene Regel"[68] auf das Tier-Mensch-Verhältnis an: Tiere sollten so behandelt werden, wie man, wäre man ein Tier, selbst behandelt zu werden wünschte. Robert Brownings Gedicht *„Tray"* (1879) prangerte die Folter der Tierversuche an und auch Lewis Carroll (1832 – 1898) setzte sich gegen Vivisektion ein.

---

[66] „Nimm nicht das Leben, das Du nicht geben kannst: Denn alle Dinge haben das gleiche Recht zu leben."; Vgl. Hausleiter 1935, S. 359 und Bartolf 1996, S. 15

[67] Vgl. Leitzmann & Hahn 1996, S. 29 und Bartolf 1996, S. 16 f

[68] Die „Goldene Regel" reicht bis in das fünfte vorchristliche Jahrhundert zurück. Sie verbietet es, gedankenlos das eigene Interesse zu verfolgen und verlangt, den jeweils anderen so zu behandeln, wie man selbst behandelt werden möchte; Vgl. hierzu auch Teutsch 1987, S. 82 f

1847 wurde in Manchester *The English Vegetarian Society* gegründet, der erste Vegetarierverein der Welt.[69] Ende des 19. Jahrhunderts bildeten sich schließlich weitere Gesellschaften von Vegetariern und gegen Vivisektion.[70] Im Jahr 1883 erschien das Buch *„The ethics of diet: A catena of authorities deprecatory of the practice of flesh-eating"*[71] von Howard Williams, in dem er Ansichten von 60 bedeutenden Denkern für den Vegetarismus zusammenstellte: von Hesiod und Buddha über Montaigne, Voltaire, Rousseau und Lumartine bis Michelet und Schopenhauer. Henry S. Salt (1851 – 1939) veröffentlichte 1886 (aufgrund mangelnder Akzeptanz von Vegetariern in der Öffentlichkeit) mehrere Essays über die Ausgrenzung von Vegetariern, die mit Ratschlägen versehen waren, wie sich diese gegen negative Einwände wehren können. Gleichzeitig erschienen Abhandlungen von George Bernard Shaw (1856 – 1950) und Edward Carpenter (1844 – 1929), in denen sie die Grausamkeit der Vivisektion anprangerten. Auch in den USA gab es zunehmend mehr Schriften gegen das Fleischessen und die Vivisektion, wie z. B. die Arbeit von Ernest Crosby (1856 – 1907).[72]

Als vermutlich erster deutschsprachiger Beitrag gegen das Fleischessen erschien 1869 *„Pflanzenkost, die Grundlage einer neuen Weltanschauung"* von Gustav von Struve (1805 – 1870). Ihm folgten Schriften von Eduard Baltzer (1814 –1887), Robert Springer (1816 – 1885), Theodor Hahn (1824 – 1883), Gustav Schlickeysen (1843 – 1893), Albert Schweitzer (1875 – 1965), Magnus Schwantje (1877 – 1959) und Wilhelm Brockhaus (1907 – 1983). In einer seiner Arbeiten schrieb Albert Schweitzer: *„Wirklich moralisch ist nur der, der alles Leben rettet, dem er helfen kann, und der sich enthält, aller Kreatur, die lebt, Unrecht zu tun. Das Leben an sich ist heilig ... Ethik ist ins Grenzenlose erweiterte Verantwortung gegen alles, was lebt."*[73]

---

[69] Vgl. Bartolf 1996, S. 16 ff
[70] Vivisektion ist der Eingriff am lebenden Tier zu wissenschaftlichen Versuchszecken
[71] „Die Ethik der Ernährung: Eine Reihe von Belegen für die Ablehnung der Praxis des Fleisch-Essens."
[72] Vgl. Loppenthien in „Vegetarisch fit", 1, 1998, S. 16 f und Bartolf 1996, S. 16 ff
[73] Zit. nach Daur in Brockhaus 1975, S. 237

1867 gründete Eduard Baltzer den ersten deutschen vegetarischen *Verein für natürliche Lebensweise* und legte damit den Grundstein für zahlreiche nachfolgende vegetarische Vereine, so dass seit den späten 1860er Jahren von einer „Vegetarischen Bewegung" in Deutschland gesprochen werden kann.[74] Vor allem Magnus Schwantje gehörte zu den Verfechtern eines konsequenten Tierschutzes und Vegetarismus: *„Auch wenn wir gar nicht hoffen können, daß jemals alle Menschen zur vegetarischen Lebensweise übergehen werden, hätte niemand deswegen das Recht, Fleisch zu essen. Ein Unrecht bleibt auch dann ein Unrecht, wenn alle Menschen es verüben."*[75] Er gründete 1907 die *Gesellschaft zur Förderung des Tierschutzes und verwandten Bestrebungen*, die er 1919 in *Bund für radikale Ethik (BfrE)* umbenannte. Schwantje weitete seine Auffassung erstmalig auch auf die Pädagogik aus, indem er 1906 ein Flugblatt mit dem Titel: *„Liebe Kinder, fangt keine Schmetterlinge, Käfer und andere Tiere"* veröffentlichte. Das Kernstück der Schwantjeschen Philosophie bestand dabei in einer radikal-ethischen Lehre mit dem Grundgedanken, dass Menschen den Antrieb zu allem moralischen Handeln nicht durch ein Gesetz der Vernunft, sondern durch das Mitleid empfangen, und dass die Befolgung der sittlichen Gebote mit ihrer Anwendung auf die niedrigsten und hilflosesten Wesen (hier die leidenden Tiere) zu beginnen hat.[76]

Der Wunschtraum vieler vegetarischer und veganer Lebensreformatoren, eine Siedlung entsprechend ihrer eigenen Lebensweise zu gründen, erfüllte sich im Jahre 1893 mit der rein vegetarisch geführten genossenschaftlichen Obstbausiedlung *Eden* bei Oranienburg, die bis zum Zweiten Weltkrieg über 1.000 Einwohner zählte. Die Siedlung, die nach der Kapitulation in der sowjetischen Besatzungszone lag, wurde 1945 aufgelöst. Das Wort „Eden" ist bis heute (als Markenname für Reformhauswaren) ein Begriff für gesunde und kontrollierte Naturprodukte.

---

[74] Vgl. Leitzmann & Hahn 1996, S.31, Loppenthien in „Vegetarisch fit", 1, 1998, S. 16 und Bartolf 1996, S. 17 ff
[75] Schwantje 1976, Buchumschlag
[76] Schwantje 1976, S. 12

1908 gründete Georg Förster (1877 – 1951) den *Deutschen Vegetarier-Verband* und wirkte bei der Bildung der *Internationalen Vegetarier-Union* im gleichen Jahr mit.[77] Der *Deutsche Vegetarier-Bund* existierte zunächst über 40 Jahre lang, löste sich jedoch unter dem Druck des Nationalsozialismus im Jahr 1937 selbst auf. Nach dem Zweiten Weltkrieg nahm der *Deutsche Vegetarier-Bund* seine Arbeit als *Vegetarier-Union Deutschland* wieder auf und besteht bis heute als *Vegetarier-Bund Deutschlands e. V.* fort.[78]

Mitte der 70er Jahre des 20. Jahrhunderts erfuhr der Tierschutzgedanke eine historische Wende, denn zu diesem Zeitpunkt entwickelte sich eine leidenschaftliche Diskussion über den Status von Tieren im Vergleich zum Menschen. Vor allem im englischsprachigen Raum fand während der letzten 20 Jahre hinsichtlich der Bewertung und Behandlung von Tieren eine Revolution statt: Anstelle der traditionellen Tierschutz-Bewegung[79] trat die Tierrechts-Bewegung[80] mit ihrer rational-argumentativen Grundlage und der Forderung nach einem kompromisslosen, ethisch begründeten Veganismus.[81] Den Beginn markierte das Buch „*Animal Liberation*" (1975) von Peter Singer. Es illustriert zugleich Programm und Ziel der gesamten Tierrechtsbewegung. Neben Peter Singer ist Tom Regan mit seinem Werk „*The Case for Animal Rights*" (1983) bis heute einer der prominentesten Vertreter dieser Bewegung. Beide stehen jeweils für ein bestimmtes philosophisches Konzept im Rahmen der Tierrechtsbewegung. Singer argumentiert mit dem Gleichheitsprinzip,[82] Regan damit, dass sowohl Menschen als auch Tieren Rechte zuerkannt werden müssen.[83]

---

[77] Vgl. Loppenthien in „Vegetarisch fit", 1, 1998, S.17

[78] Vgl. Loppenthien in „Vegetarisch fit", 2, 1998, S.18 und Leitzmann & Hahn 1996, S. 31 f

[79] Die traditionelle Tierschutz-Bewegung setzt sich vornehmlich für Haustiere und eine Verbesserung der Haltungsbedingungen für die sog. Nutztiere ein. Siehe auch S. 40 f in dieser Arbeit

[80] Die Tierrechts-Bewegung fordert grundsätzlich Rechte für alle Tier. Siehe auch S. 40 f in dieser Arbeit

[81] Vgl. Kaplan 1993, S. 122 ff

[82] Vgl. Kapitel 1.6.1 dieser Arbeit

[83] Vgl. Kaplan 1993, S. 23 ff

1.6 Motive

Die Beweggründe für einen veganen Lebensstil können vielfältiger Natur sein. Wie die Übersicht über die Historie gezeigt hat, standen in der Vergangenheit vor allem ethisch-moralische und religiöse Aspekte im Vordergrund. Seit dem 19. Jahrhundert entwickelten sich darüber hinaus ökologische, ökonomische und gesundheitliche Motive. Zu welchen unterschiedlichen Ausprägungen sie gelangen, wird durch die individuellen Anschauungen und Ziele der einzelnen Personen geprägt. Dabei müssen diese Motive nicht dauerhaft fixiert bleiben, sondern können sich im Laufe der Zeit verändern. So sind einige Veganer z. B. aus gesundheitlichen Beweggründen vegan geworden, messen aber nach einigen Jahren den ethischen oder ökonomischen Motiven mehr Bedeutung zu. Die Ergebnisse der im Jahr 1993 durchgeführten *Deutschen Vegan-Studie* von Leitzmann & Hahn (Abbildung 2) lassen zwei Hauptgründe für eine vegane Ernährungsweise erkennen.

Abb. 2: Koschizke 1998, S. 3

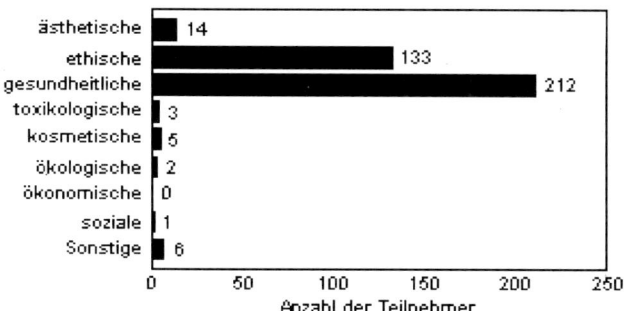

212 von insgesamt 376 befragten Veganern nennen gesundheitliche Gründe, gefolgt von 133 Personen mit ethischen Motiven. Dabei werden besonders eigene Krankheiten oder solche im Bekanntenkreis genannt, sowie Erfahrungen und Berichte über das Leid der Tiere. Ökologische, ökonomische, ästhetische und kosmetische Gründe spielen bei den Befragten eine untergeordnete Rolle.[85]

---

[85] Vgl. Koschizke 1998, S. 3

Differenzierter veranschaulicht Abbildung 3 diese unterschiedlichen Motive.

Abb. 3: Leitzmann & Hahn 1996, S. 18

	Gründe für eine vegetarische Ernährung
ethisch/ religiös	Töten als Unrecht/Sünde Fleischverzehr als religiöses Tabu Lebensrecht für Tiere Mitgefühl mit Tieren Ablehnung der Massentierhaltung Ablehnung der Tiertötung als Beitrag zur Gewaltfreiheit in der Welt Ablehnung des Verzehrs tierischer Nahrung als Beitrag zur Lösung des Welthungerproblems
ästhetisch	Abneigung gegen den Anblick toter Tiere Ekel vor Fleisch höherer kulinarischer Genuß vegetarischer Gerichte
spirituell	Freisetzung geistiger Kräfte Unterstützung von meditativen Übungen und Yoga Verminderung des Geschlechtstriebes
sozial	Erziehung Gewohnheit Gruppeneinflüsse
gesundheitlich	allgemeine Gesunderhaltung (undifferenziert) Körpergewichtsabnahme Prophylaxe bestimmter Erkrankungen Heilung bestimmter Erkrankungen Steigerung der körperlichen Leistung Steigerung der geistigen Leistungsfähigkeit
kosmetisch	Körpergewichtsabnahme Beseitigung von Hautunreinheiten
hygienisch- toxikologisch	Verminderung der Schadstoffaufnahme bessere Küchenhygiene in vegetarischen Küchen
ökonomisch	begrenzte finanzielle Möglichkeiten sparen für andere Werte als Ernährung
ökologisch	Ablehnung tierischer Nahrung als Beitrag zur Lösung des Welthungerproblems Verminderung der durch Massentierhaltung bedingten Umweltbelastungen

Die von Leitzmann und Hahn genannten Gründe für einen vegetarischen bzw. veganen Lebensstil sind sehr vielschichtig. Dabei können die einzelnen Beweggründe nicht immer scharf voneinander abgegrenzt werden, denn sie bedingen sich gegenseitig oder unterliegen im Laufe der Zeit einem Wandel.[86]

Die verschiedenen Aspekte für einen vegetarischen und veganen Lebensstil werden im Folgenden in fünf Kategorien zusammengefasst untersucht:
- Ethisch-Moralische Gründe;
- Ökologische Gründe;
- Ökonomische Gründe;
- Gesundheitliche Gründe;
- Religiöse Gründe.

1.6.1 Ethisch-Moralische Gründe

Der seit der Antike bestehende ethisch-moralische Aspekt einer veganen Lebensweise ist bis heute eines der wichtigsten Motive bei der Entscheidung für diesen Lebensstil und bedarf deshalb einer genaueren Betrachtung. Im folgenden Verlauf der Arbeit werden die Begriffe Ethik und Moral in Anlehnung an Gotthard M. Teutschs „Tierschutzethik" verwendet. Teutsch definiert die Ethik als *„die Wissenschaft vom Seinsollenden: [Dem] Sittengesetz und [der] Moral, wobei Sittlichkeit die Grundlage ist, aus der sich Wertgefühl, Wertbewußtsein und entsprechende Verantwortung ergeben."*[87] Unter Moral versteht Teutsch die *„Umsetzung des Sittengesetzes*[88] *in moralische Sollensvorschriften und persönliche Verantwortung."*[89] Diese Moral umfasst damit alle *„für einzelne, Gruppen und Gesellschaften geltende sittlich orientierten Handlungsrichtlinien."*[90]

---

[86] Vgl. Leitzmann & Hahn, S. 17 f
[87] Teutsch 1987, S. 51
[88] Z. B. die sittliche Grundnorm „das Gute zu tun und das Böse zu unterlassen" Vgl. auch Teutsch 1987, S. 185
[89] Teutsch 1987, S. 142
[90] Teutsch 1987, S. 51

Das Grundmotiv für einen ethisch-moralisch begründeten Veganismus besteht laut Ursula Wolf vor allem in dem Mitleid mit dem Tier. Wolf, die sich eingehend mit der Thematik „Das Tier in der Moral" befasst hat, erkennt im moralischen Motiv einen Altruismus und verweist auf die Mitleidsmoral Arthur Schopenhauers: *„Moralisches Handeln ist dasjenige Handeln, das nicht eigennützig, sondern altruistisch ist. Sein Motiv ist gerade nicht das eigene Wohl, sondern direkt das Wohl und Wehe anderer Wesen."*[91] Dabei bezieht sich das Mitleid nicht nur einfach auf Leidenszustände als solche, sondern auf ein anderes Wesen, welches leidet.[92]

Grundlage dieser Bereitschaft zum ethisch-moralischen Handeln und dem Empfinden von Mitleid ist die Empathie[93], d. h. *„die Fähigkeit und Bereitschaft, den jeweils anderen durch Einfühlung besser zu verstehen, um besser auf ihn einzugehen, ihm besser helfen und gerecht zu werden."*[94] Die Empathie ist eine besondere starke Art des Mitgefühls, und das Mitleid mit der leidenden Kreatur eine treibende Kraft für den moralischen Status der Tiere, unabhängig von der Spezies, der sie angehören.[95]

Eine der wenigen Moraltheorien, die das Mitleid mit den Tieren schon immer mit einbezogen hat, ist der Utilitarismus[96]. In *„Introduction to the Principles of Morals and Legislation"*[97] von Jeremy Bentham (1789) wird dies anhand verschiedener Analogien sehr anschaulich verdeutlicht. Bentham nennt vor allem die Fähigkeit zu Leiden als jenes entscheidende Charakteristikum, das allen Lebewesen das Recht gibt, in gleichem Maße berücksichtigt zu werden:

---

[91] Schopenhauer zit. nach Wolf 1990, S. 48
[92] Wolf 1990, S. 49
[93] Empathie ist ein in Anlehnung an den Begriff Sympathie gebildetes Kunstwort
[94] Teutsch 1987, S. 49 f
[95] Vgl. Teutsch 1987, S. 50 f
[96] Utilitarismus ist eine Richtung der normativen Ethik und begründet durch Jeremy Bentham. Kriterium dieser sittlichen Verbindlichkeit ist das „Prinzip der Nützlichkeit", nach dem jene Handlung sittlich geboten ist, deren Folgen für das Glück aller Betroffenen (auch Tieren) optimal sind; Vgl. auch Höffe 1986, S. 261 und Teutsch 1996, S. 238
[97] „Einleitung in die Prinzipien der Moral und Gesetzgebung"

„Der Tag wird kommen, an dem auch den übrigen lebenden Geschöpfen die Rechte gewährt werden, die man ihnen nur durch Tyrannei vorenthalten konnte. Die Franzosen haben bereits erkannt, daß die Schwärze der Haut kein Grund ist, einen Menschen schutzlos den Launen eines Peinigers auszuliefern. Eines Tages wird man erkennen, daß die Zahl der Beine, die Behaarung der Haut und das Ende des os sacrum sämtlich unzureichende Gründe sind, ein empfindendes Lebewesen dem gleichen Schicksal zu überlassen. Aber welches andere Merkmal könnte die unüberwindliche Grenzlinie sein? Ist es die Fähigkeit zu denken oder vielleicht die Fähigkeit zu sprechen? Doch ein erwachsenes Pferd oder ein erwachsener Hund sind weitaus verständiger und mitteilsamer als ein Kind, das einen Tag, eine Woche oder sogar einen Monat alt ist. Doch selbst, wenn es nicht so wäre, was würde das ändern? Die Frage ist nicht: Können sie denken? oder: Können sie sprechen?, sondern: Können sie leiden?"[98]

Das Mitleid mit der leidenden Kreatur ist bis heute ein bedeutsames Kriterium für den ethisch-moralisch begründeten Vegetarismus und Veganismus. Max Otto Bruker bemerkt in diesem Zusammenhang: *„Am raschesten wäre wohl das Problem des Fleischessens gelöst, wenn jedermann das Tier, dessen Fleisch er verzehrt, vorher selbst zu diesem Zwecke schlachten müßte."*[99]

Die Fähigkeit einer lebenden Kreatur, Freude und Leid erfahren zu können, ist auch für Peter Singer ein eindeutiger Beweis dafür, dass diese Kreatur ein Recht auf Leben hat.[100] Singer fordert: *„Das grundlegende Element – die Berücksichtigung der Interessen des jeweiligen Lebewesens, was auch immer diese Interessen sein mögen – muß gemäß dem Prinzip der Gleichheit auf alle Lebewesen ausgedehnt werden, ganz gleich ob sie schwarz oder weiß sind, männlich oder weiblich, menschlich oder nichtmenschlich."*[101]

---

[98] Bentham zit. nach Singer 1996, S. 35 f
[99] Bruker 1997, S. 231
[100] Singer 1996, S. 36
[101] Singer 1996, S. 33

Das individuelle Interesse eines Lebewesens ist auch für Helmut F. Kaplan in seinen moralischen Überlegungen ein bedeutsamer Aspekt für den veganen Lebensstil. Kaplan zufolge sollten unsere Handlungen dem Tier gegenüber in gleichem Maße (mit)bestimmt werden, wie die ähnlichen Interessen eines anderen Lebewesens unsere Handlungen (mit)bestimmen würden.[102]

Das Interesse und die Gleichheit einer lebenden Kreatur waren die wichtigsten Ausgangspunkte für die ethisch-moralische Diskussion des vergangenen Jahrhunderts, aus der sich schließlich die Forderung nach dem Gleichheitsprinzip und die Ablehnung des Speziesismus[103] entwickelt haben.

Gleichheitsprinzip und Speziesismus

Der Begriff „Speziesismus" wurde Anfang der 70er Jahre des 20. Jahrhunderts von dem Briten Richard Ryder und dem Australier Peter Singer begründet. Ihre Tierschutzethik begriffen die Protagonisten in einer direkten Linie mit anderen, vorangegangenen Emanzipationsbewegungen. Nachdem Kolonialismus, Rassismus und Sexismus intellektuell besiegt wurden – auch wenn dies in der Praxis noch keineswegs global zum Tragen kommt –, forderten sie als nächsten logischen Schritt, den Moralbegriff über die eigene Spezies hinaus auszudehnen. In Anlehnung an Rassismus und Sexismus spricht man dann von Speziesismus, wenn die Missachtung von Interessen damit begründet wird, dass die betreffenden Lebewesen einer anderen Spezies, also einer anderen biologischen Art, angehören. Dementsprechend lautet die Definition: *„Speziesismus [...] ist ein Vorurteil oder eine Haltung der Voreingenommenheit zugunsten der Interessen der Mitglieder der eigenen Spezies und gegen das Interesse der Mitglieder der anderen Spezies."*[104]

---

[102] Vgl. Kaplan 1989, S. 50 ff.
[103] Der Speziesismus ist eine Sonderform des Art-Egoismus. Dieser Art-Egoismus ist eine aktive und sowohl defensive wie auch aggressive Komponente des Arterhaltungstriebes bei Menschen und Tieren; Vgl. auch Teutsch 1987, S. 21 f
[104] Singer 1996, S. 35

Singer zufolge sind die meisten Menschen Speziesisten, da sie von ihrem Selbstverständnis her bereit sind, Tieren einen Schmerz zuzufügen, den sie Menschen unter gleichen Bedingungen nicht zufügen würden. Der ethisch-moralische Umgang mit den Tieren in unserer Gesellschaft entspricht demnach weitgehend einem solchen Speziesismus und Kaplan konstatiert: *„Die Diskriminierung aufgrund der Art oder Spezies, der Speziesismus, ist ebenso willkürlich, falsch und unhaltbar wie die Diskriminierung aufgrund von Rasse und Geschlecht. Rasse, Geschlecht und Spezies sind gleichermaßen untaugliche moralische Kriterien."*[105]

Beim Speziesismus wird, wie beim Rassismus oder Sexismus, ein Merkmal als Rechtfertigung für die moralische Benachteiligung herangezogen, die in Wirklichkeit bedeutungslos ist, nämlich die Zugehörigkeit zu einer bestimmten biologischen Art. Eine Rasse, das Geschlecht oder die Artzugehörigkeit wird wahllos herausgegriffen und zur Grundlage einer moralischen Diskriminierung gemacht. Kaplan verdeutlicht dies anhand folgender Analogien: *„Weil Du eine schwarze Haut hast, dürfen wir Dich als Sklaven halten. Weil Du eine Frau bist, brauchst Du kein Wahlrecht. Weil Du zu einer anderen Art gehörst, können wir Dich für trivialste Zwecke einsperren, quälen und umbringen."*[106] Kaplan akzentuiert, dass unser Umgang mit den Tieren moralisch dem Umgang der Weißen mit den farbigen Sklaven gleichzusetzen ist und sieht demzufolge die Befreiung der Tiere als ebenso wichtig, richtig und notwendig an, wie einst die Befreiung der Sklaven.[107] Auch Schwantje schrieb in diesem Zusammenhang bereits 1976: *„Die heutige Tierverachtung hat dieselbe Ursache wie die Unterschätzung der Arbeiter, der Frauen, der Neger und anderer unterdrückter und ausgebeuteter Menschen."*[108]

Aus der fundamentalen Haltung, den Moralbegriff auf nichtmenschliche Tiere auszudehnen, ihre Interessen anzuerkennen und den Speziesismus abzulehnen, folgt das Gleichheitsprinzip.

---

[105] Vgl. Kaplan 1995, S. 10
[106] Kaplan 1993, S. 30
[107] Vgl. Kaplan 1993, S. 23
[108] Schwantje 1976, S. 114

Der Grundsatz des „Gleichheitsprinzips" besteht aus zwei sich gegenseitig bedingenden, als auch ergänzenden Aussagen: Dem Gebot der Gleichbehandlung im Gleichheitsfall und dem Gebot zur Andersbehandlung im Falle des Verschiedenseins.[109] Das Gleichheitsprinzip geht davon aus, dass Menschen und nichtmenschliche Tiere (wie unterschiedliche Menschen) unterschiedliche Interessen haben, die unterschiedliche Behandlungen erfordern. Wo und soweit Menschen und Tiere ähnliche Interessen haben, da sollten diese ähnlichen Interessen auch gleich berücksichtigt werden. Und weil sowohl Menschen als auch nichtmenschliche Tiere leidensfähig sind, muss das Interesse nicht zu leiden bei Menschen und Tieren gleich berücksichtigt, d. h. gleich ernst genommen werden.

Rassismus und Sexismus sind Verstöße gegen das Gleichheitsprinzip, weil hier ähnliche Interessen aufgrund von Hautfarbe oder Geschlechtszugehörigkeit ungleich behandelt werden. Da der Umgang mit Tieren sich auf derselben ethischen Ebene wie der Rassismus und der Sexismus bewegt, ist der Speziesismus deshalb auch ebenso wenig zu rechtfertigen wie diese.[110] Singer veranschaulicht die Doppelmoral des Speziesismus am Beispiel von Tierversuchen, indem er schreibt: *„Entweder ist das Tier nicht wie wir, dann gibt es keinen Grund, das Experiment durchzuführen; oder das Tier ist wie wir, und in diesem Fall sollten wir mit dem Tier keinen Versuch durchführen, der uns empören würde, wenn er an einem von uns unternommen würde."*[111]

Auf der Grundlage des Gleichheitsprinzips und der Ablehnung des Speziesismus entwickelte sich die Tierrechtsbewegung, der sich viele Veganer zugehörig fühlen. Im Gegensatz zum traditionellen Tierschutz, der sich darauf beschränkt, Tierquälerei zu minimieren oder Mitleid und Barmherzigkeit gegenüber Tieren zu fordern, geht es bei der Tierrechtsbewegung nicht um menschliche Gnadenakte, sondern um die Einforderung von grundlegenden Rechten für nichtmenschliche Tiere:

---

[109] Vgl. Teutsch 1987, S. 77
[110] Vgl. Singer 1996, S. 38 ff
[111] Singer 1996, S. 99

„Die traditionelle Tierschutzbewegung bekennt sich [...] zur prinzipiellen moralischen Zulässigkeit der Nutzung von Tieren für menschliche Zwecke. Sie fordert aber, daß hierbei das Leiden der Tiere auf das unerläßliche Maß reduziert wird. Während es der Tierrechtsbewegung um die Abschaffung gegenwärtiger Praktiken unseres Umganges mit den Tieren geht, verfolgt die Tierschutzbewegung eine Reform dieser Praktiken."[112] Die Forderung und Umsetzung einer veganen Lebensweise ist demzufolge ein wichtiges Kernstück der praktischen Tierrechtsbewegung.

1.6.2 Ökologische Gründe

Neben den ethisch-moralischen Gründen gibt es vielfältige ökologische Aspekte, die für einen veganen Lebensstil von Bedeutung sein können. Eine Untersuchung der Entwicklung von Ernährungsgewohnheiten zeigt, dass vor 100 Jahren die Nahrung der Bevölkerung hauptsächlich aus Getreide, Gemüse, Hülsenfrüchten, Kartoffeln, Obst und wenig Milchprodukten bestand. Durch den steigenden Lebensstandard und durch den massiven Werbeeinsatz verschiedener Konzerne wurden diese Hauptnahrungsmittel weitgehend durch tierische Produkte wie Fleisch, Fisch, Eier, Milchprodukte und oftmals stark denaturierte (und dadurch vitalstoffarme) Nahrungsmittel ersetzt. So verzehrte der amerikanische[113] Durchschnittsbürger heute gegenüber dem Jahr 1900 ca. 33 % mehr Milchprodukte, 50 % mehr Fleisch, 72 % mehr Fisch, 190 % mehr Eier und 280 % mehr Geflügel als früher. Diese Veränderung der Ernährungsweise bringt nicht nur ethisch-moralische Probleme mit sich, sondern hat auch gesundheitliche Folgen für den Menschen und ökologische Auswirkungen auf Boden, Luft und Wasser. So liegt allein in Europa der Anteil der Wasserverschmutzung, der durch die Massentierhaltung verursacht wird, bei ca. 50 %.[114]

---

[112] Vgl. Kaplan 1993, S. 129
[113] Da es im deutschsprachigen Raum nur wenig Literatur zu diesem Thema gibt, werden hier Daten aus anderen Ländern genannt, die im Wesentlichen auf alle Industriestaaten zutreffen
[114] Vgl. Robbins 1995, S. 376

Nach einer Umfrage des *Allensbacher Meinungsforschungs-Instituts* aus dem Jahr 1990 haben 30 bis 40 % der Befragten Bedenken gegenüber der modernen Agrarwirtschaft und sehen sich den durch diese verursachten gesellschaftlichen und umweltschädlichen Folgen ausgesetzt. 66 % äußern sogar konkrete Bedenken hinsichtlich ihrer Gesundheit. Trotzdem findet das Thema Tierzucht und Agrarwirtschaft in der öffentlichen Diskussion über die globale Umweltbedrohung kaum Aufmerksamkeit, obwohl es sich um eine der Hauptursachen für die weltweite Umweltverschmutzung handelt.[115]

Zerstörung des Regenwaldes

Die Abholzung von Waldflächen in den Vereinigten Staaten von Amerika (USA) dient vor allem der Bereitstellung von Land für die Fleischproduktion. Auch in Costa Rica, Kolumbien, Brasilien, Malaysia, Thailand und Indonesien wird Regenwald gerodet, um Weideland für Nutztiere zu schaffen. Jährlich werden in Mittel- und Südamerika etwa 20.000 km² Waldfläche für Tierweiden abgeholzt, um Nordamerika und Europa mit billigem Rindfleisch zu versorgen. So wurde in den letzten 25 Jahren fast die Hälfte des mittelamerikanischen Regenwaldes zerstört, der mit seinem Artenreichtum und seiner hohen Biomasseproduktion eine 2,5-fach höhere Produktivität besitzt als außertropische Gebiete. Auf einem Abschnitt von ca. zehn Quadratkilometern existieren 1.500 blühende Pflanzen, 750 Baumarten, 125 Säugetier-, 400 Vogel-, 100 Reptil-, 60 Amphibien- und 150 Schmetterlingsarten. Die Humusschicht in diesem komplizierten tropischen Ökosystem ist sehr dünn und enthält wenig Nährstoffe, so dass diese nach kurzer Zeit von der Weidewirtschaft ausgelaugt ist. Spätestens nach zehn Jahren ist das Weideland nicht mehr fruchtbar und neue Weideflächen müssen erschlossen werden. Bei jeder neuen Erschließung wird wiederholt eine große Anzahl von Pflanzen und Tieren vernichtet. Die Rodung der Wälder führt zu Bodenerosion, und das auf der Oberfläche rasch ablaufende Wasser verursacht Überschwemmungen.

---

[115] Vgl. Eimler & Kleinschmidt 1990, S. 9

Obgleich der Regenwald nur 30 % des weltweiten Waldbestandes ausmacht, enthält er 80 % der Landvegetation der Erde und ist zu einem großen Teil verantwortlich für deren Sauerstoffversorgung. Zu den weiteren Folgen der Regenwaldzerstörung gehört der Treibhauseffekt, der in erster Linie durch die zunehmende Menge an Kohlendioxid in der Atmosphäre verursacht wird. Da die Wälder sehr große Mengen von Kohlenstoff speichern, bewirkt die Rodung, dass sich das Kohlendioxid in der Atmosphäre sammelt.[116]

Überweidung

In den USA leben etwa 100 Millionen Rinder, deren Weidefläche ca. 29 % der Festlandmasse einnimmt. Jährlich kommen 600.000 Hektar fruchtbares Land hinzu. Durch die Überweidung wird der Boden stark ausgelaugt und es kommt zur Desertifikation.[117]

Die Ausmaße der Verwüstung zeigen sich auch in Ostafrika. Dort wird mehr als die Hälfte der Bodenfläche als Weideland für ca. 23 Millionen Rinder genutzt, die jährlich Millionen Hektar Land abgrasen. Durch die schnell wachsenden Herden werden im Umkreis von bis zu zehn Quadratkilometern um die Brunnen herum die nutzbaren Weidepflanzen stark zurückgedrängt, was die Ausbreitung der Wüste fördert. Nach Jeremy Rifkin ist die Ausdehnung der nahezu vegetationslosen Wüste in der Sahelzone hauptsächlich auf diese Überweidung durch Rinder zurückzuführen. Rifkin bezeichnet es deshalb als verlogen, *„wenn sich die intellektuelle Elite der Industrienationen lang und breit darüber ausläßt, daß in den armen Ländern der Welt zu viele Kinder geboren werden, während sie die Überweidung durch die viel zu zahlreichen Rinder und die Realitäten einer Nahrungskette, die die Armen ihrer Lebensgrundlage beraubt, um den konstanten Nachschub an Fleisch für die Reichen zu sichern, schlicht ignoriert."*[118]

---

[116] Vgl. Singer 1996, S. 273 ff; Rifkin 1994, S. 107 und S. 160 ff, Clements 1996, S. 32 und Deutsches Institut für Fernstudien an der Universität Tübingen 1991c, S. 54 ff
[117] Unter Desertifikation wird Verwüstung bzw. die Ausbreitung der Wüste verstanden
[118] Rifkin 1994, S. 123

Überdüngung und Pestizid-Boom

Um große Mengen pflanzlicher Futtermittel preiswert anbauen zu können, werden beträchtliche Mengen künstlicher Düngemittel, Pestizide und Insektizide benötigt. Amerikanische Landwirte verwenden mehr als 20 Millionen Tonnen Kunstdünger pro Jahr, um den Fruchtbarkeitsverlust der Böden zu kompensieren.[119]

In Deutschland werden alljährlich ca. 1.000 Kilogramm Nitrat in Form von Kunstdünger pro Hektar Land eingesetzt, um das Wachstum der Pflanzen zu beschleunigen. Da Pflanzen nur einen kleinen Teil des Nitrats absorbieren können, gelangt der überschüssige Anteil ins Grundwasser. Über das Trinkwasser erreicht das Nitrat schließlich den menschlichen Körper, wo es in Nitrit umgewandelt wird und Krebs erzeugende Nitrosamine bildet. Außer Nitrat konnten auch Pestizide in deutschen Brunnen nachgewiesen werden.[120]

Gülle und saurer Regen

Eine mittelgroße „Legebatterie" von etwa 60.000 Hühnern erzeugt pro Woche ca. 82 Tonnen Gülle.[121] Eine Einheit von ca. 2.000 Schweinen produziert im gleichen Zeitraum 27 Tonnen Kot und 32 Tonnen Urin. In einer Anlage mit 10.000 Rindern fallen an einem Tag 100.000 kg Dung an. So erzeugen die landwirtschaftlichen Betriebe der USA jährlich ca. zwei Milliarden Tonnen Gülle. Die Hälfte der organischen Giftstoffe, die in nordamerikanische Gewässern gelangt, stammt aus den Rindermastbetrieben. In den Niederlanden werden ca. 94 Millionen Tonnen Gülle im Jahr produziert, obwohl der Boden nur ca. 50 Millionen aufnehmen kann. Die in den Masttieranlagen anfallende Gülle wird trotzdem auf die Felder gebracht, obschon die ökologisch vertretbare Grenze des Düngens längst überschritten ist.[122]

---

[119] Vgl. auch Kapitel 1.6.3 in dieser Arbeit
[120] Vgl. Kaplan 1993, S. 90 und Robbins 1995, S. 338
[121] Gülle ist ein Gemisch aus Harn und Kot
[122] Vgl. Singer 1996, S. 272 ff, Rifkin 1994, S. 186 und Kaplan 1993, S. 91

Zuviel Gülle muss auch in Deutschland auf eine zu geringe Bodenfläche verteilt werden. Die Folgen zeigen sich in Form von Überdüngung und Verunreinigung des Grundwassers, indem die organischen Abfallstoffe in Grund- und Oberflächengewässer gelangen. Dort werden die in den Exkrementen enthaltenen Stickstoffe in Ammoniak und Nitrat umgewandelt. Große Mengen Gülle zerstören den Boden, vernichten Pflanzen- und Tierarten, verseuchen das Grundwasser mit Nitrat, Phosphat und Schwermetallen, und führen so zu einer Verunreinigung der Gewässer. Die Ammoniakgase der Gülle schädigen darüber hinaus den Wald, da Nitrat in Verbindung mit Regen zu Salpetersäure wird, einem Hauptbestandteil des so genannten „Sauren Regens". Darüber hinaus wird die Nordsee stark belastet, weil der Saure Regen für die im Meer enthaltenen Algen wie Dünger wirkt. Das Algenwachstum nimmt zu, es kommt zu Sauerstoffmangel und zahlreiche Fische, Krebse, Seesterne und Muscheln sterben aus.

Überfischung

Viele Fischarten werden heute durch Überfischung ausgerottet. Da sich nur das gezielte Fischen einzelner Arten (wie Tunfisch) lohnt, werden die für den Verbraucher wertlosen mitgefangenen Tiere zu Fischmehl (als Tierfutter) verarbeitet oder die toten Fische wieder über Bord geworfen, wo sie eine weitere Umweltbelastung verursachen. Auch die industriell gezüchteten Forellen und Karpfen in Zuchtbecken hinterlassen große Mengen Abwässer voller Kot und Medikamentenrückstände, die schließlich in das Grundwasser gelangen.[123]

Treibhauseffekt

Die landwirtschaftliche Tierwirtschaft ist in Verbindung mit dem Futtermittelgetreideanbau ursächlich beteiligt an der Entstehung von drei der vier Treibhausgase, die zur Erwärmung unseres Planeten führen: Methan, Kohlendioxid (CO_2) und Stickstoffoxide. Nach einem Bericht des IPCC[124] aus dem Jahr 1990 ist die Tierwirtschaft mit 14 % (etwa zu gleichen Teilen aus

---

[123] Vgl. Stößer 1998
[124] IPCC = Intergovernment Panel on Climate Change

den Industrie- und Entwicklungsländern) der viertstärkste Ursachenfaktor, denn Rinder produzieren durch ihre zellulosezersetzenden symbiotischen Darmbakterien so viel Methan, dass die Rinderhaltung inzwischen für 12 % des globalen Methanausstoßes verantwortlich gemacht werden kann.[125]

1.6.3 Ökonomische Gründe

Ca. 40 % der Weltgetreideernte, 40 bis 50 % der Fischerträge und 25 bis 40 % der Molkereiprodukte werden ausschließlich als Tierfutter verwendet. Jährlich werden in den USA 157 Millionen Tonnen Getreide, Hülsenfrüchte und Gemüse an Masttiere verfüttert, um den Jahresbedarf von 28 Millionen Tonnen tierischer Proteine (z. B. in Form von Fleisch) befriedigen zu können. In Deutschland wird ca. 64 % des geernteten Getreides als Tierfutter verwendet.[126] Dieses Verhalten bezeichnen Karl von Koerber, Thomas Männle und Claus Leitzmann *„als große Verschwendung [und] besonders gegenüber den zahlreichen hungernden Menschen in Entwicklungsländern nicht zu verantworten."*[127]

Ohne massive Futtermittelimporte (ca. 23 Millionen t/Jahr) aus der so genannten Dritten Welt in die Europäische Union (EU) könnten diese Fleischmengen nicht produziert werden. Viele Millionen Hektar Ackerland in der Dritten Welt dienen ausschließlich der Produktion von billigem Tierfutter für die Masttierbetriebe in Europa. Dazu werden in den Entwicklungsländern ca. 30 Millionen Hektar Nutzfläche benötigt, die für den Anbau von Nahrung für die dortigen Menschen nicht zur Verfügung stehen.[128]

1979 wurden ca. 145 Millionen Tonnen Getreide an Nutztiere verfüttert, von denen nach der Energieumwandlung nur 21 Millionen Tonnen in Form von Fleisch und Eiern zur Verfügung standen. Somit waren 124 Millionen Tonnen

---

[125] Vgl. Rifkin 1994, S. 188 und Deutsches Institut für Fernstudien an der Universität Tübingen 1991d, S. 71
[126] Vgl. Clements 1996, S. 12 und Rifkin 1994, S. 124
[127] Koerber & Männle & Leitzmann 1994, S. 122
[128] Vgl. Deutsches Institut für Fernstudien an der Universität Tübingen 1991a, S. 56 und 1991b, S. 70 und Rifkin 1994, S. 127

Getreide und Hülsenfrüchte im Wert von ca. 20 Milliarden Dollar für die Ernährung verloren gegangen.[129] Wie groß der Energieverlust bei der Umwandlung vom pflanzlichen zum tierischen Protein ist zeigt die Abbildung 4.

Abb. 4: Clements 1996, S. 16

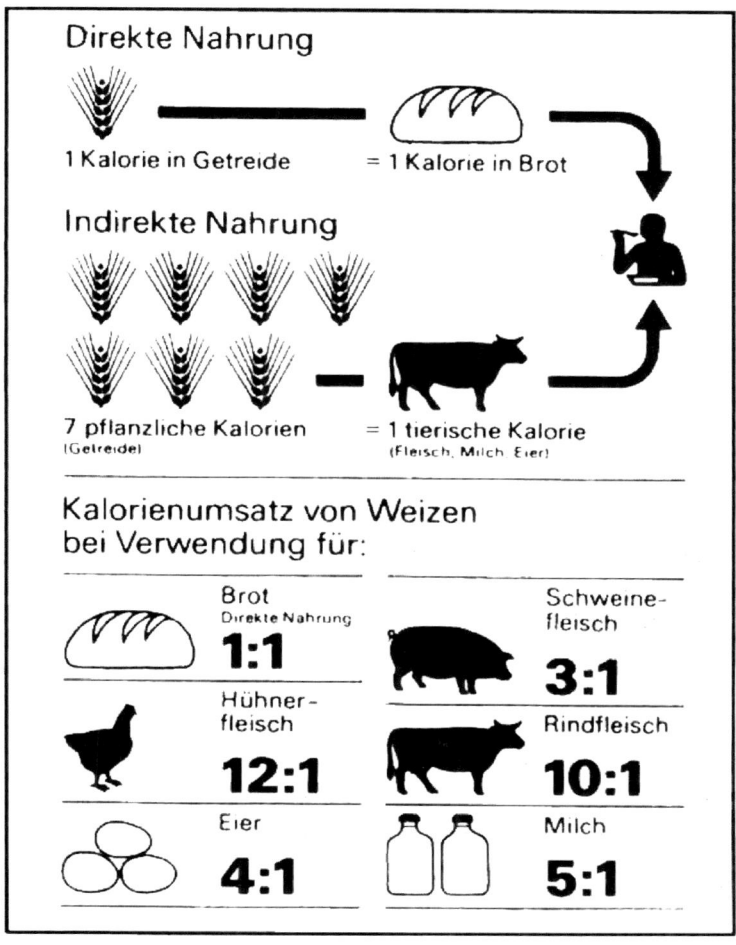

[129] Vgl. Deutsches Institut für Fernstudien an der Universität Tübingen 1991b, S. 39 und Rifkin 1994, S. 14 ff

Ein Rind verzehrt bis zu seiner Schlachtung ca. 1.250 Kilo Getreide und wiegt am Ende etwa 500 kg. 65 bis 90 % der Energie des pflanzlichen Futtermittels geht dabei durch die Umwandlung in tierische Proteine verloren, so dass nur 10 bis 35 % des eingesetzten Futters in Form tierischer Erzeugnisse erhalten bleiben. Beim Rind beträgt das Verhältnis der aufzunehmenden Menge an Weizen zu Fleisch 10:1, beim Huhn 12:1, bei Milch und Eiern 4:1 bzw. 5:1.[130]

1986 betrug der Futtermittelimport in Deutschland etwa 15 %. Davon stammten 60 % aus den Entwicklungsländern und nur 40 % aus den Industrieländern. Rein rechnerisch kam somit jedes zehnte Schnitzel und jeder zehnte Liter Kuhmilch aus einem Entwicklungsland.[131]

Gleichzeitig hungern Menschen in den ärmeren Regionen der Welt. Nach Statistiken der WHO[132] waren 1990 weltweit mehr als 1,3 Milliarden Menschen von chronischem Hunger betroffen und ca. 510 Millionen Menschen litten unter Mangelernährung. Täglich sterben laut UNICEF[133] ca. 40.000 Kinder, weil ihnen Nahrung fehlt. Das auf den landwirtschaftlichen Flächen dieser Regionen angebaute Getreide (z. B. Soja und Maniok) wird als Masttierfutter in die Industrieländer exportiert, statt die Bevölkerung zu ernähren.[134] Zudem verdrängt der Anbau von Exportprodukten (wie Soja als Grundlage für Tierkraftfutter) durch multinationale Konzerne die einheimischen Kleinbauern vom Markt und verhindert damit den Anbau von Grundnahrungsmitteln. Die Tiere, deren Fleisch gegessen wird, benötigen ca. 65 bis 90 % des Futters zur Aufrechterhaltung ihres eigenen Stoffwechsels, um ihn in Fleisch und damit zu Nahrung für den Menschen umzuwandeln. Wenn die Menschen selbst die Pflanzen essen würden, anstatt sie an Tiere zu verfüttern, um anschließend deren Fleisch zu essen, könnten zehnmal so viele Menschen ernährt werden. Mit einer Bodenfläche, die ausreicht, um zehn

---

[130] Vgl. Clements 1996, S. 18, Koerber & Männle & Leitzmann 1994, S. 122 und Rifkin 1994, S. 124
[131] Vgl. Koerber & Männle & Leitzmann 1994, S. 126
[132] WHO = World Health Organisation = Weltgesundheitsorganisation
[133] UNICEF = United Nations Children`s Fund = Kinderfonds der Vereinen Nationen
[134] Vgl. Rifkin 1994, S. 143 und Deutsches Institut für Fernstudien an der Universität Tübingen 1991b. S. 78

Personen mit pflanzlicher Nahrung zu versorgen, kann nur ein Mensch ernährt werden, wenn der Boden zur Haltung von Tieren genutzt wird und sich diese Person vorwiegend von tierischen Produkten ernährt.[135] Koerber, Männle und Leitzmann konstatieren in diesem Zusammenhang: *„Eine Lösung des Welternährungsproblems ist folglich bei einem hohen Anteil tierischer Lebensmittel praktisch nicht möglich."*[136] Von den auf der Welt vorhandenen Ackerflächen könnten durch eine vegane Ernährung also wesentlich mehr Menschen ernährt werden, wie in Abbildung 5 zu erkennen ist.

Abb. 5: Clements 1986, S. 17

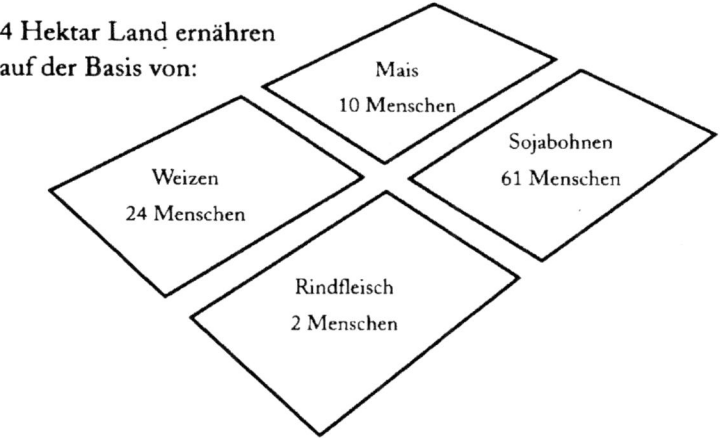

Der Hunger in den Ländern der so genannten Dritten Welt entsteht demnach nicht durch einen globalen Mangel an Nahrungsmitteln, sondern aufgrund einer falschen Verteilung der vorhandenen Lebensmittel und Ressourcen. Darüber hinaus werden für die Produktion von einem Pfund Rindfleisch (aus einem Masttierbetrieb) 10.000 Liter Wasser gebraucht. Zur Herstellung von einem Pfund Sojabohnen werden hingegen nur 2.000 Liter Wasser benötigt.[137]

---

[135] Vgl. Deutsches Institut für Fernstudien an der Universität Tübingen 1991b, S. 69; Clements 1996, S. 17 und Bruker 1997, S. 210
[136] Koerber & Männle & Leitzmann 1994, S. 124
[137] Clements 1996, S. 18

Für die Gewinnung von tierischem Protein wird bis zu 15-mal mehr Wasser benötigt als für die Produktion von pflanzlichem Eiweiß.[138] Zusätzlich verursachen die durch den Fleischkonsum entstandenen ernährungsbedingten Krankheiten hohe Kosten (in Deutschland ca. 21 Milliarden Euro jährlich) für ärztliche Behandlungen, Arzneimittel, Produktionsausfall durch Arbeitsunfähigkeit oder frühzeitigen Tod.[139]

1.6.4 Gesundheitliche Gründe

Obwohl die gesundheitlichen Auswirkungen einer veganen Ernährungsweise gegenwärtig noch umstritten sind, häufen sich Studien, in denen die positiven Aspekte einer rein pflanzlichen Ernährungsweise überwiegen.

Energiezufuhr

Bei einer rein pflanzlichen Ernährung werden in der Regel mehr Lebensmittel mit einer niedrigen Energiedichte verzehrt. Dementsprechend ist die Energiezufuhr insgesamt geringer als bei einer vegetarischen oder fleischhaltigen Kost. J. Burslem et al. stellten bei Veganern eine Energiezufuhr von 2.223 ± 631 kcal/Tag[140] fest, Davies et al. ermittelten 2.381 ± 786 kcal/Tag und F. Roshanai & T.A. Sanders stellten 2.223 ± 167 kcal/Tag bei den weiblichen Veganern und 2.557 ± 167 kcal/Tag bei den männlichen Veganern fest. Verglichen mit der Durchschnittsbevölkerung nach T. Adolf et al., bei denen die weiblichen Probanden ca. 2.079 kcal/Tag und die männlichen ca. 2.704 kcal/Tag aufnahmen, lagen die Veganer alle im niedrig kalorischen Bereich.[141] Abbildung 6 zeigt, dass Veganer im Vergleich zu Vegetariern und Omnivoren[142] eine Energiezufuhr aufweisen, die an die aktuelle Empfehlung von 2.235 kcal/Tag des UK Departments of Health heranreicht.[143]

---

[138] Vgl. Rifkin 1994, S. 184 f
[139] Vgl. Deutsches Institut für Fernstudien an der Universität Tübingen 1991b, S. 23
[140] Kcal/Tag = Kilokalorien pro Tag
[141] Vgl. Leitzmann & Hahn 1996 S. 67 ff
[142] Omnivore = Allesesser. Vgl. auch Leitzmann & Hahn 1996, S. 40 und S. 399
[143] Vgl. Langley 1995, S. 10

Abb. 6: Langley 1995, S. 14

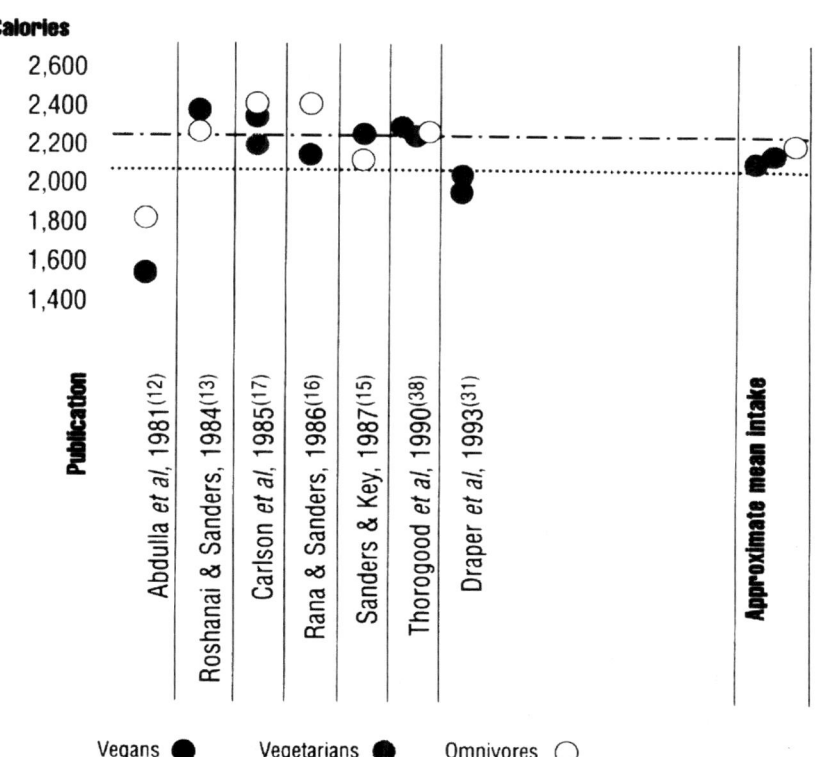

Kohlenhydratzufuhr

Davies et al. haben bei Veganern eine Kohlenhydrat-Zufuhr von 335 ± 103 g/Tag berechnet. Draper et al. stellten bei den weiblichen Veganern eine Zufuhr von 243 ± 85 g/Tag und bei den männlichen Veganern eine Zufuhr von 289 ± 99 g/Tag fest. Roshanai & Sanders ermittelten 309 ± 21 g/Tag bei den weiblichen Veganern und 343 ± 31 g/Tag bei den männlichen Veganern. Die untersuchten Veganer nahmen alle relativ hohe Mengen an Kohlenhydraten zu sich. Verglichen mit dem omnivoren Kollektiv bei Adolf et al., bei dem durchschnittlich 205 g/Tag bei den weiblichen und 263 g/Tag bei den männlichen Probanden aufgenommen wurde, ist dies aus heutiger ernährungsphysiologischer Sicht als positiv zu bewerten.[144]

Fettzufuhr

Burslem et al. berechneten bei der Nahrungszusammensetzung von Veganern einen Fettanteil von 32 % ± 12 % der Gesamtenergie. Davies et al. ermittelten einen Anteil von 89 % ± 41 % der Gesamtenergie. Drapers et al. stellten bei weiblichen Veganern eine Aufnahme von 67 ± 42 g/Tag und bei männlichen Veganern eine von 85 ± 43 g/Tag fest, was einem Fettanteil von jeweils 34 ± 8 % der Gesamtenergie entsprach. Roshanai & Sanders berechneten bei weiblichen Probanden eine Aufnahme von 83 ± 8 g/d und bei männlichen Probanden eine Aufnahme von 100 ± 7 g/Tag, was einem Fettanteil von 34 ± 2 % bzw. 37 ± 2 % der Gesamtenergie gleichkommt.[145] Die Frauen der omnivoren Durchschnittsbevölkerung zeigten nach Adolf et. al. eine Fett-Energiezufuhr von 92 g/Tag (42 % der Gesamtenergie) und die Männer eine Fett-Energiezufuhr von 117 g/Tag (41 % der Gesamtenergie).[146] Ähnliche Ergebnisse veranschaulicht Abbildung 7.

---

[144] Vgl. Leitzmann & Hahn 1996, S. 78 f
[145] Vgl. Leitzmann & Hahn 1996, S. 93 f
[146] Vgl. Leitzmann & Hahn 1996, S. 93 f

Abb. 7: Langley 1995, S. 42

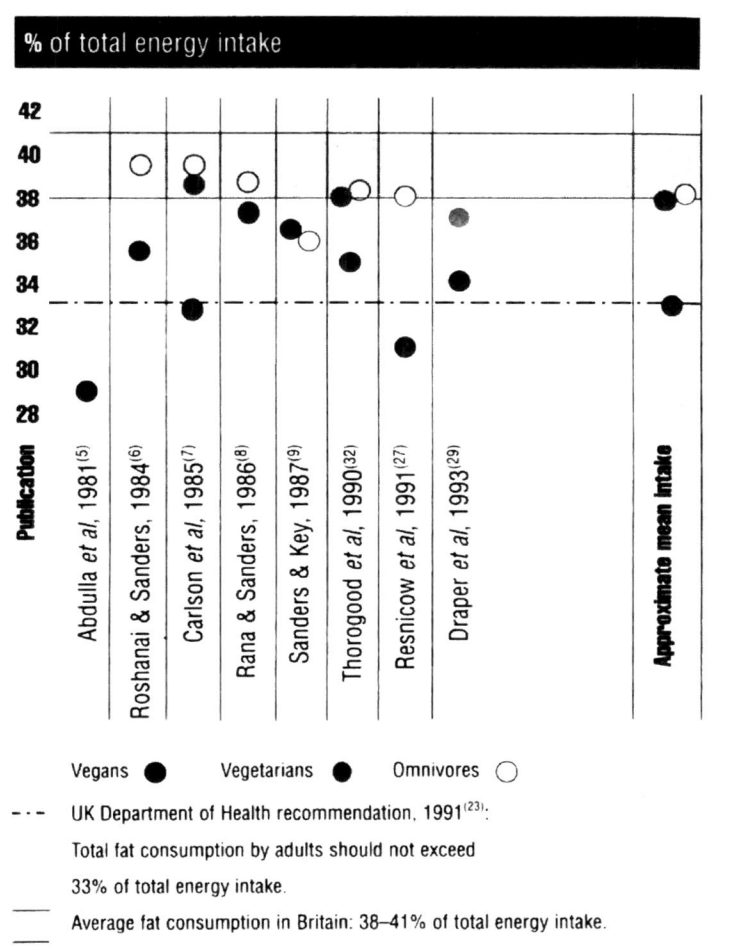

Die untersuchten Veganer nahmen durchschnittlich einen Fettanteil von 29 bis 39 % der Gesamtenergie am Tag zu sich, deutlich weniger als Vegetarier oder Omnivore.[147] Die verschiedenen Studien veranschaulichen, dass die Fettzufuhr bei den Veganern ausnahmslos im Rahmen der vom UK Department of Health[148] gegenwärtig empfohlenen Menge oder sogar darunter lag.[149]

Proteinzufuhr

Die Proteinversorgung in den westlichen Industrieländern liegt mit durchschnittlich 90 g/Tag erheblich höher als gegenwärtig empfohlen. Die DGE empfiehlt für Erwachsene eine tägliche Proteinzufuhr von 0,8 g pro Kilogramm Körpergewicht. Dies ist gleichbedeutend mit ca. 52 g Protein bei einer 65 kg schweren Person. Nach Studien von Davies et al. nahmen die Veganer 61 ± 17 g Protein am Tag zu sich. Draper et al. maßen bei weiblichen Veganern Werte von 47 ± 18 g/Tag und bei männlichen Veganern Werte von 65 ± 27 g/Tag. Roshanai & Sanders stellten bei Frauen 69 ± 9 g/Tag und bei Männern 70 ± 6 g/Tag fest. Bei den untersuchten Veganern lagen demzufolge keine Proteinmängel vor.[150]

Abbildung 8 zeigt, dass Veganer mit einer täglichen Proteinzufuhr von 9,7 bis 11,8 % der Gesamtenergie im Bereich der empfohlenen Werte von 9 bis 10 % lagen. Die omnivoren Untersuchungsteilnehmer lagen mit 12 bis 15 % deutlich über dem gegenwärtig von der Weltgesundheitsorganisation (WHO) empfohlenen Wert. Bedenkt man zudem, dass eine erhöhte Zufuhr von Protein höchstwahrscheinlich die Calciumausscheidung über den Urin erhöht (was langfristig die Entstehung von Osteoporose begünstigen kann) sind die Werte der untersuchten Veganer aus ernährungsphysiologischer Perspektive als äußerst positiv einzustufen.[151]

---

[147] Vgl. Langley 1996, S. 40 ff
[148] UK Department of Health = britisches Gesundheitsministerium
[149] Vgl. Langley 1996, S. 42
[150] Vgl. Leitzmann & Hahn 1996, S. 104 ff
[151] Vgl. Langley 1996, S.10 und Rollinger 2004, S. 147 ff

Abb. 8: Langley 1995, S. 10

AVERAGE DAILY PROTEIN INTAKES OF VEGANS, VEGETARIANS & OMNIVORES

Publication	Protein intake as % of total energy intake		
	Vegans	**Vegetarians**	**Omnivores**
Ellis & Mumford, 1967[10]	10	12	
(results from two studies)	11		
Abdulla et al, 1981[12]	10		12
Roshanai & Sanders, 1984[13]	11.4		13.8
Lockie et al, 1985[14]	11.4	14.1	14.1
Rana & Sanders, 1986[16]	9.7		12
Sanders & Key, 1987[15]	11.3		15.3
Laidlaw et al, 1988[34] *(men only)*	11.3		
Thorogood et al, 1990[38]	11.8	12.3	15
Draper et al, 1993[31]	11.3	12.3	
Approximate mean intake	10.9%	12.7%	13.7%

UK recommends a protein intake of 9%.
WHO recommends a protein intake of 10%.
Average British intake: 15%.

Ballaststoffzufuhr

Die DGE empfiehlt zum gegenwärtigen Zeitpunkt eine Ballaststoffzufuhr von mindestens 30 bis 50 g pro Tag.[152] Die Folgen einer zu geringen Zufuhr von Ballaststoffen in der Nahrung können Obstipation (Verstopfung) oder Übergewicht sein.[153] Davies et al. ermittelten in ihrer Studie bei Veganern eine Aufnahme von 47 ± 15 g Ballaststoffe pro Tag und Kurup et al. eine von 63 ± 8 g/Tag. Draper et al. fanden in ihrer Untersuchung bei veganen Frauen eine Ballaststoffzufuhr von 36 ± 17 g/Tag und bei veganen Männern eine von 34 ± 16 g/Tag. Roshanai & Sanders berechneten bei veganen Frauen 38 ± 5 g/Tag und bei veganen Männern 48 ± 5 g/Tag. Die Zufuhr von Ballaststoffen in der omnivoren Durchschnittsbevölkerung lag nach der Studie von Adolf et al. bei Frauen bei 23 g/Tag und bei Männern bei 30 g/Tag.[154] Die Werte der untersuchten Veganer lagen somit in allen Untersuchungen über der Mindestempfehlung der DGE.

Retinolzufuhr (Vitamin A)

Tierische Lebensmittel enthalten vorgeformtes Vitamin A, während in pflanzlichen Lebensmitteln lediglich verschiedene Carotinoide vorkommen. Diese besitzen Provitamincharakter und können vom Menschen nur zum Teil in Vitamin A umgewandelt werden. Veganer, die praktisch kein vorgeformtes Vitamin A aufnehmen, zeigten in Studien von Leitzmann und Hahn trotzdem eine ausreichende Versorgung.[155] In einigen Untersuchungen waren die Blutcarotinwerte der Veganer sogar höher als bei den verglichenen Omnivoren. Ein Vitamin-A-Mangel ist allerdings bei den Veganern zu befürchten, deren Nahrungsenergie- und Proteinzufuhr unzureichend ist. Dies ist in Industrieländern jedoch nur ein in Einzelfällen anzunehmendes Risiko, denn häufig sind viele Lebensmittel bereits mit Vitamin A angereichert.

---

[152] G/Tag = Gramm pro Tag
[153] Vgl. Leitzmann & Hahn 1996, S. 119
[154] Vgl. Leitzmann & Hahn 1996, S. 120 f
[155] Vgl. Leitzmann & Hahn 1996, S. 128 ff

Calciferole (Vitamin D)

Vitamin D ist eine zusammenfassende Bezeichnung für Steroide, die in ausreichender Menge vom menschlichen Stoffwechsel selbst gebildet werden können. Voraussetzung dafür ist eine ausreichende Zufuhr von Sonnenlicht, die die Haut zur Produktion von Vitamin D über das UV-(Tages-)Licht anregt. Mangelerscheinungen sind somit bei hellhäutigen Veganern selten, sofern sie sich ausreichend im Freien aufhalten. Kritisch kann die Versorgung hingegen bei veganen Säuglingen und dunkelhäutigen Menschen sein, so dass hier laut Leitzmann und Hahn Vitamin D supplementiert werden sollte.[156]

Ascorbinsäure (Vitamin C)

Eine Untersuchung von Davies et al. ergab bei Veganern eine Zufuhr von 156 ± 68 mg Ascorbinsäure pro Tag. Sanders & Roshanai berechneten bei weiblichen Veganern eine Zufuhr von 151 ± 26 mg/Tag und bei männlichen Veganern eine Zufuhr von 136 ± 20 mg/Tag. In der Untersuchung von Adolf et al. nahmen Frauen der omnivoren Durchschnittsbevölkerung 96 mg/Tag zu sich und Männer der omnivoren Durchschnittsbevölkerung 94 mg/Tag. Die untersuchten Veganer bewegten sich allesamt in einem Bereich, der von Wissenschaftlern derzeit als wünschenswert angesehen wird.[157]

Riboflavin (Vitamin B_2)

Bei einer veganen Lebensweise kann sich die Bedarfsdeckung von Riboflavin schwierig gestalten, denn Riboflavin ist in pflanzlichen Lebensmitteln nur in geringer Menge vorhanden. Durch eine sorgfältige Auswahl der Nahrungsmittel (z. B. durch den Verzehr von Getreidekeimlingen) kann der Bedarf nach aktuellem Forschungsstand jedoch ausreichend gedeckt werden.[158]

---

[156] Vgl. Leitzmann & Hahn 1996, S. 136 ff
[157] Vgl. Leitzmann & Hahn 1996, S. 154 ff
[158] Vgl. Leitzmann & Hahn 1996, S. 164 f

Pyridoxin (Vitamin B_6)

Pyridoxin ist sowohl in tierischen wie auch in pflanzlichen Lebensmitteln enthalten. Obwohl Pyriodoxin nur in geringer Konzentration in Pflanzen vorhanden ist, sind unter Veganern selten Vitamin-B_6-Mangelerscheinungen zu finden.[159] Die niedrigere Proteinzufuhr bei Veganern kann möglicherweise ein Grund dafür sein, dass hier relativ selten Mangelerscheinungen auftreten.

Cobalamin (Vitamin B_{12})

Da Vitamin B_{12} nach derzeitigem Forschungsstand in pflanzlicher Nahrung nicht nachweisbar enthalten ist,[160] wird kein Nährstoff hinsichtlich einer Unterversorgung im Rahmen einer veganen Ernährungsweise so kontrovers diskutiert wie das Cobalamin.

Studien zum Cobalamin-Status im Blut von Veganern zeigten, dass diese mit 0,3 – 1,2 µg/Tag geringe Mengen B_{12} aufnahmen. Davies et al. ermittelten bei Veganern eine B_{12}-Aufnahme von 3,0 ± 2,2 µg/Tag. Dong & Scott fanden bei weiblichen Veganern einen Cobalamingehalt von 110 ± 37 pg/ml und bei männlichen Veganern einen Cobalamingehalt von 120 ± 41 pg/ml im Blut.[161] In Abbildung 9 ist zu erkennen, dass die B_{12}-Werte in Studien mit Veganern im Bereich der Norm (130 pg/ml) lagen, ohne dass Supplemente gegeben wurden.[162] Die Quelle dieser B_{12}-Zufuhr ist wissenschaftlich nicht bekannt. Da der Tagesbedarf an B_{12} 1 µg/Tag nicht übersteigt, kann die lange Speicherkapazität (ca. 15 bis 20 Jahre) im menschlichen Körper eine mögliche Erklärung sein.[163] Vorsorge kann durch eine Anreicherung bestimmter Nahrungsmittel mit B_{12} getroffen werden, wie es z. B. in Großbritannien üblich ist. Auch in Deutschland sind inzwischen mit Vitamin B_{12} angereicherte Sojadrinks erhältlich.

---

[159] Vgl. Leitzmann & Hahn 1996, S. 172 f
[160] Inwieweit der geringe Cobalamingehalt in milchsauer vergorenen Nahrungsmitteln eine Rolle spielt, ist wissenschaftlich ungeklärt
[161] Vgl. Leitzmann & Hahn 1996, S. 172 f
[162] Vgl. Langley 1995, S.78
[163] Vgl. Leitzmann & Hahn 1996, S. 173 ff

Abb. 9: Langley 1995, S. 78

BLOODSTREAM LEVELS OF B_{12} IN VEGANS

	No. vegans in study	Duration of veganism (years)	Use of supplements	Mean blood stream B_{12} (pg/ml)	Range (pg/ml)
Ellis & Mumford, 1967[18]	20	up to 17	?	236	30–650
Sanders et al, 1978[20]	32	1–30	By 18%	257	94–675
*Campbell et al, 1982[30]	9	2–20	No	61	10–130
Dong & Scott, 1982[10]	13	1–49	By 8%	115	90–219
Crane et al, 1988[63]	47	1–29	No	n.a.	<100–850
**Bar-Sella et al, 1990[56]	36	5–35	No	164	65–>200
Gilois et al, 1992[46]	54	> 20	No	193	n.a.

These values are not all strictly comparable, as different methods of B_{12} analysis were used.

All subjects in these studies were healthy and without symptoms of B_{12} deficiency, except:

* This was a study of vegans with evident B_{12} deficiency.
** Four of these subjects had some neurological symptoms of deficiency.

Normal levels of B_{12} in the blood are considered to be 140–900pg/ml.

The official UK criterion of B_{12} inadequacy is a blood level of 130pg/ml or below.

n.a. = Not available

Eisen

Die Eisenzufuhr in der Studie von Davies et al. betrug bei Veganern 18,5 ± 2,5 mg/Tag, während die weiblichen Mischköstler in der Untersuchung von Adolf et al. 12,8 mg/Tag aufnahmen und die männlichen 15,6 mg/Tag. Dong & Scott stellten 11,7 ± 2,1 g/dl Hämoglobin[164] bei veganen Frauen und 14,1 ± 1,1 g/dl bei veganen Männern fest. Bei der männlichen Durchschnittsbevölkerung ermittelte Häußler 13,5 g/dl und bei der weiblichen 15,2 g/dl Hämoglobin. Die DGE empfiehlt derzeit eine tägliche Zufuhr von 10 mg Eisen bei Männern und 15 mg bei Frauen. Diese Werte erzielen Veganer vor allem durch den Verzehr von Lebensmitteln wie Soja, Weizen und Blattgemüse. Darüber hinaus kann die Eisenaufnahme durch die gleichzeitige Gabe von Vitamin C (z. B. in Form von Orangensaft) begünstigt werden.[165]

Calcium

In der Studie von Davies et al. wurde bei Veganern eine Calciumzufuhr von 577 ± 131 mg/Tag festgestellt. Die Untersuchung der Mischköstler bei Adolf et al. ergab bei Frauen eine Aufnahme von 691 mg/Tag und bei Männern eine von 802 mg/Tag.[166] Den Einfluss der Eiweißzufuhr auf die Calciumbilanz veranschaulicht Abbildung 10: Je geringer die Eiweiß-Menge, desto größer scheint die Calcium-Resorption zu sein. Demzufolge wäre auch zu erklären, warum bei einer täglichen Zufuhr von 500 mg Calcium und 90 g Sojaprotein eine positive Calciumbilanz erzielt wird, während bei einer hohen Proteinzufuhr diese Bilanz negativ ausfällt. Eine allgemein niedrigere Proteinzufuhr bei den Veganern wirkt sich möglicherweise günstig auf die Calciumversorgung aus. Um dies wissenschaftlich sichern zu können, sind aber noch weitere Untersuchungen nötig.[167]

---

[164] Zentrale Aufgabe des Eisens im Organismus ist der Sauerstofftransport in Form von Hämoglobin
[165] Vgl. Leitzmann & Hahn 1996, S. 215 ff
[166] Vgl. Leitzmann & Hahn 1996, S. 202 ff
[167] Vgl. Robbins 1995, S. 179

Abb. 10: Robbins 1995, S. 179

■ Studie Nr.	1	2	3	4	5
KALZIUMAUFNAHME IN MG	500	500	800	1.400	1.400	920
VERÄNDERUNG DER KALZIUMBILANZ BEI EINER NUR GERINGE EIWEISSMENGEN ENTHALTENDEN KOSTFORM	+31	+24	+12	+10	+20	+19
VERÄNDERUNG DER KALZIUMBILANZ BEI EINER GROSSE EIWEISSMENGEN ENTHALTENDEN KOSTFORM	-120	-116	-85	-84	-65	-94
DURCHSCHNITT					

STUDIE NR. 1   Anad, C., „Effect of Protein Intake on Calcium Balance of Young Men Given 500 Mg Calcium Daily," JOURNAL OF NUTRITION, 104:695, 1974

STUDIE NR. 2   Hegsted, M., „Urinary Calcium and Calcium Balance in Young Men as Affected by Level of Protein and Phosphorous Intake," JOURNAL OF NUTRITION, 111:53, 1981

STUDIE NR. 3   Walker, R., „Calcium Retention in the Adult Human Male as Affected by Protein Intake," JOURNAL OF NUTRITION, 102:1297, 1972

STUDIE NR. 4   Johnson, N., „Effect of Level of Protein Intake on Urinary and Fecal Calcium Retention of Young Adult Males," JOURNAL OF NUTRITION, 100:1425, 1970

STUDIE NR. 5   Linkswiler, H.; "Calcium Retention of Young Adult Males as Affected by Level of Protein and Calcium Intake," TRANS NEW YORK ACADEMY OF SCIENCE, 36:333, 1974

Nach derzeitigem Forschungsstand kann bei einer rein pflanzlichen Ernährung der Nährstoffbedarf nicht nur ausreichend gedeckt, sondern auch verbessert werden. Versorgungsengpässe können lediglich bei Vitamin B_{12} und Eisen auftreten, insbesondere bei Personen mit erhöhtem Bedarf (wie bei Kindern und Schwangeren), was durch eine gezielte Supplementierung vermieden werden kann.[168] Mögliche Bedenken können durch eine sinnvolle und ausgewogene Zusammenstellung der veganen Nahrungsmittel und einer regelmäßigen Überprüfung der Blutwerte ausgeräumt werden.

---

[168] Vgl. Leitzmann & Hahn 1996, S. 251 ff

Im Folgenden werden einige Zivilisationskrankheiten angeführt, deren Entstehung nach aktuellem Forschungsstand vorgebeugt bzw. deren Verlauf durch eine vegane Ernährungsweise positiv beeinflusst werden können.

Adipositas

In den alten Bundesländern gelten etwa 37 % der Frauen und 34 % der Männer als übergewichtig.[169] Übergewicht zählt zu einer der am häufigsten ernährungsbedingten Auslöser für Krankheiten in den Industriestaaten, und die Tendenz der Erkrankungshäufigkeit ist steigend. Medizinisch beginnt Adipositas bei Männern und Frauen ab einem BMI[170] von 30. Der gesundheitlich sinnvolle Bereich liegt bei Männern derzeit bei einem BMI von 20 bis 25 und bei Frauen bei einem BMI zwischen 19 bis 24.

Richter et al. ermittelten bei weiblichen Veganern einen BMI von $22 \pm 2,5$ und bei männlichen einen BMI von $23,8 \pm 3,1$.[171] Sanders & Roshanai berechneten in ihrer Untersuchung bei veganen Frauen einen BMI von $21,6 \pm 0,6$ und bei Männern einen BMI von $22,7 \pm 1,8$. Die untersuchten Veganer lagen demnach alle im medizinisch empfehlenswerten Bereich.

Herz-Kreislauf-Erkrankungen

Zu den Herz-Kreislauf-Erkrankungen zählen Erkrankungen wie Angina Pectoris, Herzinsuffizienz und Arteriosklerose, die zum Schlaganfall führen können. Diese stellen in Deutschland und in anderen Industrieländern mit einem Anteil von 45 bis 50 % die häufigste Todesursache dar, wobei die Ernährung einen entscheidenden Einflussfaktor auf die Entstehung und den Verlauf der Krankheiten des Herz-Kreislauf Systems darstellt. Veganer sind aufgrund ihrer pflanzlichen Ernährung und einer damit häufig verbundenen gesundheitsförderlichen Lebensweise (wie ein durchschnittlich geringerer Alkohol- und Nikotinkonsum) seltener von diesen Krankheiten betroffen als

---

[169] Vgl. Leitzmann & Hahn 1996, S. 260 ff
[170] Unter dem BMI (Body Mass Index) versteht man das Körpergewicht [kg] geteilt durch die Körperlänge [m] ins Quadrat
[171] Vgl. Leitzmann & Hahn 1996, S. 264

Mischköstler. Die in diesem Zusammenhang ebenfalls relevanten Cholesterinwerte liegen bei Veganern weit unter den Werten von Mischköstlern.[172]

Krebserkrankungen

Eine Studie des *Deutschen Krebsforschungszentrums (DKFZ)* untersuchte über einen Zeitraum von 11 Jahren 1.904 Vegetarier und Veganer. Die Ergebnisse zeigten, dass Vegetarier und Veganer eine niedrigere Gesamtsterblichkeit hatten und seltener unter bösartigen Tumoren litten als Mischköstler. Insbesondere Tumore der Verdauungs- und Atmungsorgane traten seltener auf.[173]

Osteoporose

Es wird häufig postuliert, dass eine niedrige Aufnahme von Calcium mit einem hohen Osteoporoserisiko einhergeht.[174] Demnach wäre bei Veganern aufgrund ihrer geringeren Calciumzufuhr mit einem häufigeren Auftreten von Osteoporose zu rechnen. Dies ließ sich in verschiedenen Untersuchungen allerdings nicht nachweisen. Asiatische und afrikanische Kulturen, die oftmals traditionell vegan leben, zeigten in Studien nur in Ausnahmefällen Osteoporose-Erkrankungen. Die Inuit hingegen, die besonders viel Calcium aufnehmen (mehr als 2.000 mg/Tag), weisen eine sehr hohe Osteoporoserate auf. Zusätzlich enthält die Kost der Inuit besonders viel tierisches Eiweiß (250 bis 400 g/Tag).[175] Probst konnte zeigen, dass mit steigendem Konsum von Calcium aus Milchprodukten die Zahl der Schenkelhalsbrüche (als eine Folge der Osteoporose) zunahm: Omnivore Frauen zeigten einen doppelt so hohen Knochensubstanzverlust wie Frauen, die seit mindestens 20 Jahren vegetarisch lebten. Auch Marsh et al. kamen zu dem Ergebnis, dass Frauen, die 20 Jahre lang Vegetarier waren, bis zum 80. Lebensjahr im Mittel nur 18 % ihrer Knochensubstanz verloren hatten, verglichen mit 35 % der

---

[172] Vgl. Leitzmann & Hahn 1996, S. 273 ff
[173] Vgl. Chang-Claude & Frentzel-Beyme & Eiber 1991, S. 3, ff und Leitzmann & Hahn 1996, S. 320
[174] Vgl. Leitzmann & Hahn 1996, S. 300
[175] Vgl. Robbins 1995, S. 182

Mischköstlerinnen. Eine Erklärungsmöglichkeit könnte möglicherweise in einer ungünstigen ernährungsphysiologischen Kombination von tierischem Eiweiß und Calcium liegen.[176]

Bluthochdruck

Arterielle Hypertonie ist in den Industriestaaten weit verbreitet, während sie bei vegetarischen Naturvölkern nur selten zu finden ist. Mögliche Folgen des Bluthochdrucks können Herz-Kreislauf-Erkrankungen, Schlaganfall, Herzinfarkt, periphere Verschlusskrankheit und Niereninsuffizienz sein. Bisher ergaben verschiedene Studien bei Veganern einen signifikant niedrigeren Blutdruckwert als bei Mischköstlern.[177]

Hyperurikämie und Gicht

Die Ursache von Gicht besteht in der Ansammlung von Harnsäure in den Gelenken, Nieren und Gewebe als Endprodukt des Purinstoffwechsels. Vor allem die Purinzufuhr durch Fleischprodukte trägt zur Entstehung und Manifestation dieser Krankheit bei. Bei Veganern tritt Gicht möglicherweise auch deshalb seltener auf, da eine vegetabile Kost über die Alkalisierung des Harns die Ausscheidung der Harnsäure fördert.[178]

Zum gegenwärtigen Stand der Forschung treten die häufigsten Zivilisationskrankheiten wie Übergewicht, Herz-Kreislauf-Erkrankungen, Fettstoffwechselstörung, Gicht und Krebserkrankungen bei Veganern seltener auf als bei Mischköstlern. Begünstigt wird dies wahrscheinlich auch dadurch, dass Veganer in der Regel durchschnittlich sportlich aktiver sind und einen niedrigen Alkohol- und Nikotinkonsum aufweisen. Zudem bemühen sie sich häufiger um eine geeignete Stressprophylaxe (wie Yoga oder Meditation).[179]

---

[176] Vgl. Probst 1998a, 1998b und Rollinger 2004, S. 147 ff und Seite 60 in dieser Arbeit
[177] Vgl. Leitzmann & Hahn 1996, S. 308 ff
[178] Vgl. Leitzmann & Hahn 1996, S. 314 ff
[179] Vgl. Leitzmann & Hahn 1996, S. 318

Studien der *Universität Gießen*, des *Deutschen Krebsforschungszentrums* und des *Bundesgesundheitsamtes Berlin* in Zusammenarbeit mit dem *Vegetarier-Bund Deutschlands e.V.* kamen zu dem zusammenfassenden Ergebnis, dass Veganer im Durchschnitt deutlich gesünder sind als die omnivore Durchschnittsbevölkerung.[180]

Darüber hinaus schützt eine vegane Ernährung vor den Gefahren durch BSE[181], Schweinepest, Vogelgrippe, Salmonellen und Arzneimittelrückständen im Fleisch (wie Hormone, Antibiotika und Betablocker) sowie vor einer Vielzahl weiterer Erkrankungen. Werner Hartinger weist z. B. darauf hin, dass 97 % der fleischessenden Frauen in ihrer Muttermilch erheblich erhöhte DDT-Werte[182] aufwiesen, obwohl seit Jahren ein Anwendungsverbot von DDT besteht. Bei den vegetarisch lebenden Müttern fanden sich nur in 8 % der Fälle erhöhte DDT-Werte, bei den veganen Frauen lediglich bei 1,1 %. Die Pestizidbelastung der Muttermilch bei den omnivoren Frauen war durchschnittlich 35-mal höher als bei den veganen Müttern.[183] Martin Balluch weist auf eine Studie von Sanders hin, nach der vegane Kinder bei bester Gesundheit waren.[184] Dwyer et al. untersuchten das mentale Alter und den Intelligenzquotienten (IQ) von vegan lebenden Kindern und kamen zu dem Ergebnis, dass das mittlere mentale Alter der Kinder 16,5 Monate über dem chronologischen Alter lag. Der IQ lag bei den veganen Kindern mit 119 Punkten weit über dem Durchschnitt dieser Altersgruppe.

Zu den oben genannten positiven Auswirkungen einer veganen Ernährungsweise berichtet Koschizke (Abbildung 11) ferner von einem gesteigerten körperlichen Wohlbefinden, sowie einem besserem Denk- und Konzentrationsvermögen bei erwachsenen Veganern.

---

[180] Vgl. Schönhöfer-Rempt 1988; Vegetarier-Bund Deutschlands e.V.,1987 und Chang-Claude & Frentzel-Beyme & Eiber 1991
[181] BSE = Bovine Spongiform Encephaopathy, der so genannte „Rinderwahnsinn"
[182] DDT = Dichlor-Diphenyl-Trichoraethan ist ein Pflanzenschutzmittel
[183] Vgl. Hartinger 1998
[184] Vgl. Balluch 1998

Abb. 11: Koschizke 1998, S. 2

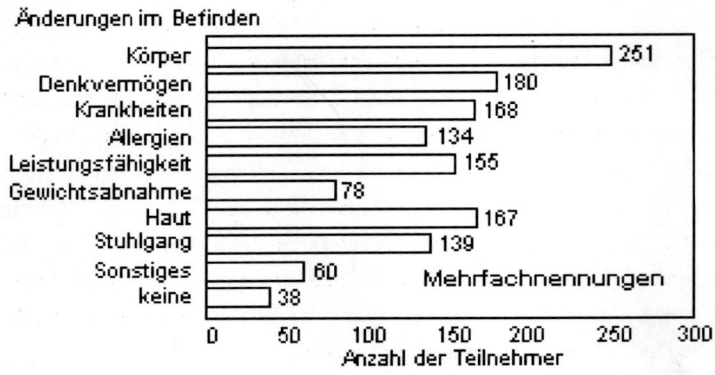

Positive Begleiterscheinungen einer veganen Ernährungsweise sind eine gewünschte Gewichtsabnahme, eine Verbesserung des Hautzustandes und eine Normalisierung des Stuhlgangs. Daneben wird von einer besseren Heilung von Krankheiten, einer Besserung allergischer Erscheinungen und einer gesteigerten körperlichen Leistungsfähigkeit berichtet. Acht von zehn Teilnehmern erfuhren durch die Ernährungsumstellung mehr als zwei positive Auswirkungen.[185]

Zusammenfassend sind die Ergebnisse der medizinischen Studien auffallend positiv und weisen auf eine Verbesserung des allgemeinen Gesundheitszustandes hin. Darüber hinaus wird eine rein pflanzliche Ernährungsweise zunehmend zur Verringerung verschiedenster Leiden diskutiert. Erste Hinweise belegen den positiven Einfluss einer veganen Ernährung auf Bluthochdruck, Angina Pectoris, Rheumatoide Arthritis, Bronchiales Asthma, Neurodermitis, Psoriasis und verschiedene Allergien.[186]

---

[185] Vgl. Koschizke 1998
[186] Vgl. Balluch 1998

1.6.5 Religiöse Gründe

Ein weiteres Motiv für einen veganen Lebensstil sind religiöse Überzeugungen. Wie bereits in den Ausführungen über die Geschichte des Veganismus gezeigt wurde, spielten religiöse Aspekte immer schon eine wichtige Rolle bei der Entscheidung für eine vegetarische und vegane Lebensweise. Je weiter man in der Geschichte der Weltreligionen zurückgeht, desto häufiger lässt sich das Vorhandensein einer allumfassenden Achtung vor allen Lebensformen finden. Dies zeichnet auch den Hinduismus (eine der ältesten uns bekannten Religionen) als konsequenten Vertreter des Vegetarismus aus. Der Islam hingegen (als die gegenwärtig jüngste Weltreligion) legt sehr viel weniger Wert auf eine fleischfreie Ernährung. Religionsgemeinschaften und Sekten, die sich erst im 19. Jahrhundert gebildet haben (wie etwa die Mormonen oder Adventisten) sind wiederum stark von einem vegetarischen Gedankengut beeinflusst.

Das Fleischverbot in den östlichen Religionen ist begründet auf dem Glauben an eine Seelenwanderung. Nur wer kein Fleisch isst und kein Lebewesen verletzt, wird als praktizierender Anhänger der Ahimsa-Lehre anerkannt.[187] Mahavira (ca. 599 – 527 v. Chr.), der Vordenker des Jainismus, beschreibt das Ahimsa-Gebot folgendermaßen: *„Alle Heiligen und Ehrwürdigen in der Vergangenheit, in der Gegenwart und in der Zukunft, sie alle sagen so, künden so und erklären so: Keinerlei Lebewesen, keinerlei Geschöpf, keinerlei beseelte Dinge, keinerlei Wesen darf man töten, noch mißhandeln, noch beschimpfen, noch quälen, noch verfolgen. Das ist das reine, ewige, beständige Religionsverbot, das von den Weisen, die die Welt verstehen, verkündet worden ist."*[188]

Die Hindu-Religion, auch „Vedische Religion" oder „Sanatan Dharma" genannt, ist zwar eher eine Lebensweise bzw. Philosophie als eine Religion, aber auch ihr liegt der Glaube an eine ewige Seele zugrunde, die verschiedene Entwicklungen durchläuft, und jede Ausbeutung oder Tötung von Tieren verbietet: *„Im Bereich des Dharma wird der Ausübung von Ahimsa (Gewalt-*

---

[187] Vgl. Leitzmann & Hahn 1996, S. 27 f

losigkeit) höchste Bedeutung beigelegt; sie wird als höchste Religiosität angesehen.*"[189]* Auch diejenigen, die ein Tier persönlich nicht töten, wohl aber durch Ausbeutung von Tieren gewonnene Erzeugnisse benutzen, werden von ihrem Gesetzgeber Maharshi Manu verurteilt: *„Wer zu töten rät oder befiehlt, wer Tieren ein Glied abschneidet, wer ein Tier tatsächlich tötet, wer Fleisch kauft, wer Fleisch ißt und wer Fleisch kocht, sie alle sind Mörder"[190]*.

Im großen Epos „Mahabharat" (Anushasan Parva 116 – 37) sagt Bhisma: *„Um die Folgen seines Handelns im vorausgegangenen Leben zu ernten, nimmt der Mensch in seinem nächsten Leben einen Leib an, so daß ihm selbst angetan werden kann, was er anderen angetan hatte."[191]* Aber auch *„der böse und unwissende Mensch, der, selbst unter dem Vorwand, Götter zu verehren oder vedische Opfer zu verrichten, Gewaltakte durch Töten von Tieren begeht, fährt zur Hölle."[192]* Nach der Hindu-Lebensweise wird die Geisteshaltung des Menschen durch die Art der Nahrung, die er zu sich nimmt, geformt. Dabei gibt es kein höheres Dharma als das des „Sich-Enthaltens" davon, lebenden Geschöpfen Schaden oder Leid zuzufügen.[193] Swaran S. Sanehi schreibt über den Sikkismus in Indien, dass alle Meister dieser Religion den Vegetarismus predigen. Sein Gründer Guru Nan verurteilte das Fleischessen mit der Begründung: *„Kehlen lebendiger Geschöpfe werden durchgeschnitten, nur um des Geschmacks und der Gaumenlust willen [...] das Opfer wird zweifellos Vergeltung üben und nach der nächsten Geburt ein Mörder werden, und so wird der Kreis von Unterdrückung und Rache fortbestehen."[194]* Sanehi verweist zudem auf Verse im „Heiligen Granth", die den Vegetarismus lehren. In einem Vers kritisiert z. B. der Sänger Kabir das Fleischessen mit dem Vorwurf: *„Ihr erschlagt die Geschöpfe und sagt, ihr habt eine religiöse Handlung vollzogen, wie werdet ihr dann Ruhe definieren? Und wenn ihr euch weiter als Heilige betrachtet,*

---

[188] Zit. nach Brockhaus 1975, S. 250
[189] Brockhaus 1975, S. 243
[190] Zit. nach Brockhaus 1975, S. 243
[191] Brockhaus 1975, S 245
[192] Brockhaus 1975, S. 246
[193] Vgl. Brockhaus 1975, S. 242 ff
[194] Sanehi in Brockhaus 1975, S. 247

wer wird der Schlächter sein?"[195] Im Jahr 1857 spaltete sich durch den zwölften Meister Satguru Ram Singh die neue Glaubensrichtung „Namdhari" ab, die ebenfalls den strengen Vegetarismus lehrt.[196]

Auch Otto Hanisch (1844 – 1936), der Stifter der Mazdaznan, einer religiösweltanschaulichen Vereinigung aus den USA, lehnt den Fleischverzehr ab. Diese Lebensphilosophie hat ihren Ursprung in den Offenbarungen des heiligen Ainyahita (ca. 10.000 v. Chr.) und in den „Lehren des Zarathustras" (ca. 6.000 v. Chr.). Der Fleischverzehr wird abgelehnt, weil er den Körper verunreinigen und die geistige Entwicklung hemmen könnte.[197]

Siddharta Gautama Buddha sprach sich ebenfalls gegen das Fleischessen aus: *„Wer vollbewußt unermeßliche Güte pflegt, eingedenk der Hinfälligkeit alles Sterblichen, dem lösen sich die irdischen Fesseln. Wer klaren Sinnes auch nur für ein lebendes Wesen Güte hegt, der ist schon dadurch ein Gerechter. [...] Wer nicht tötet noch töten läßt, nicht Gewalt tut, nicht Gewalt tun läßt, wer gegen alle Wesen gütig gesinnt ist, hat keinerlei Feindschaft zu befürchten."*[198] Buddha verurteilte die zu seiner Zeit üblichen Tieropfer im Namen der Religion und verbot allen Adligen die Teilnahme an diesem Ritus sowie das Herstellen von Seide durch das Auskochen von Seidenraupen.[199] Der im 6. Jh. v. Chr. von Buddha begründete Buddhismus lehrt: *„Mögen alle Kreaturen, alles Lebende, mögen alle Lebewesen, welcher Art auch immer, nichts erfahren, wodurch ihnen Unheil droht. Möge ihnen nie Böses widerfahren."*[200] Ein ähnliches Gedankengut wurde von Konfuzius in China, von Pythagoras in Unteritalien, von Jesaja in Judäa und von Mahavira in Indien überliefert. Für Mahavira war das Gebot des „physischen Nicht-Verletzens" so bedeutend, dass er seinen Anhängern sogar den Ackerbau verbot, um keine Würmer oder Insekten zu verletzen.[201]

---

[195] Zit. nach Brockhaus 1975, S. 247
[196] Vgl. Brockhaus 1975, S. 247 ff
[197] Vgl. Brockhaus 1975, S. 254 ff und Kapitel 1.5 in dieser Arbeit
[198] Zit. nach Brockhaus 1975, S. 251
[199] Vgl. Brockhaus 1975 und Kapitel 1.5 in dieser Arbeit
[200] Zit. nach Leitzmann & Hahn 1996, S. 28
[201] Vgl. Leitzmann & Hahn 1996, S. 28 und Bartolf 1996, S. 79 ff

Philip L. Pick verweist aus jüdischer Perspektive darauf, dass viele Glaubengemeinschaften des antiken Israels vegetarischer Art waren. Dazu gehörte auch die Gruppe der „Essener" (ca. 150 v. Chr.), die die Vorläufer und Wegbereiter der „Sekte der Nazoräer" darstellten, zu der auch Jesus gehört haben soll. Diese Religionsgemeinschaft enthielt sich Überlieferungen zufolge prinzipiell dem Akt des Tötens. Pick verweist auf einen Nachweis des Rabbiner Hacohen-Kook, der in seiner Abhandlung *„Die Prophezeiung des Vegetarismus und des Friedens"* schreibt: *„Es ist unvorstellbar, daß der Schöpfer, der eine Welt der Harmonie gewollt hatte und eine vollkommene Art der Lebensführung für den Menschen, nun viele tausend Jahre später finden sollte, daß dieser Plan falsch war."*[202] Nach Pick war es bis zu Noahs Zeiten nicht gestattet, ein Tier zu töten, und dieses Verbrechen kam dem Töten eines Menschen gleich.[203]

Carl Anders Skriver, Begründer des Ordens der Nazoräer, lebte einen strengen vegetarischen Lebensstil, begründet auf das Urchristentum.[204] Skriver zufolge gab es nach der Genesis den „Archetypen einer vegetarischen Schöpfung und Naturordnung." Im Laufe des sechsten Schöpfungstages erschien nach den Großtieren der Mensch. Diesem wurde die Erde als Lebensraum zugewiesen und die Vollmacht über die Tierwelt gegeben. Diese Macht, die Tiere zu regieren und zu beherrschen, versteht Skriver nicht als Lizenz, sie zu misshandeln und zu Ernährungszwecken zu töten. Vielmehr versteht er diese Befugnis als Grundgesetz einer vegetarischen Weltordnung: *„Und Elohim sprach: Sehet da, ich habe euch gegeben allerlei Kraut, das sich besamt, auf der ganzen Erde, und allerlei fruchtbare Bäume, die sich besamen zu euer (alleinigen) Speise, und allem Getier auf Erden und allen Vögeln unter dem Himmel und allem Gewürm, das da lebt auf Erden, daß sie allerlei grünes Kraut essen. Und es geschah also. Und Gott (Elohim) sah an alles, was er gemacht hatte, und siehe da, es war (einmal) sehr gut."*[205]

---

[202] Zit. nach Brockhaus 1975, S. 215
[203] Vgl. Brockhaus 1975, S. 213 ff
[204] Vgl. Brockhaus 1975, S. 238
[205] Brockhaus 1975, S. 219

Skriver führt als christliches Argument die Beschreibung eines essäischen Vegetariers durch Josehus in der Vita „Josephi 2,11" an: *„Da ich gehört hatte, daß sich einer mit Namen Banus in der Wüste aufhielt, der seine Bekleidung von den Bäumen bezog (also Fell, Kamelhaar und Wolle ablehnte!) und als Nahrung nur das von selbst, von Natur Gewachsene [...] zu sich nahm und sich auch wiederholt bei Tag und Nacht in kaltem Wasser badete zur Heiligung des Lebens, da beschloß ich, sein System auszuprobieren."*[206] Skriver vermutet, dass Paulus, Jakobus, Simeon, Justus, Petrus, Markus, Thomas und Johannes ebenfalls Vegetarier oder Veganer waren.[207] Ein Bekenntnis des Paulus lautet: *„Jesus befahl mir, daß ich kein Fleisch esse und keinen Wein trinke, sondern nur Brot, Wasser und Früchte, damit ich rein befunden werde, wenn er mit mir reden will."*[208]

Da es eine reine Pflanzenkost war, die den Menschen vom Schöpfer zugewiesen wurde, sieht Skriver den ersten Menschen Adam, als einen vegetarisch-veganen Archetypen des Menschen: *„Gärtner ist der Urberuf des Menschen, also nicht Bauer oder gar Viehzüchter. Fruchtnahrung ist die paradiesische Kost, die Unschuldsspeise. Denn die reifen Früchte fallen dem Menschen zu, ohne daß er die Substanz der Bäume oder der Kerne anzugreifen und zu vernichten braucht."*[209]

Auch nach dem „Sündenfall" wird für die „gefallene Welt" laut Skriver ausdrücklich auf die Frucht und das Kraut als Ernährung für Mensch und Tier hingewiesen. Georg Magg spricht in diesem Zusammenhang von einer „Kunde der Tierfreundschaft" im Paradies und begreift den endzeitlichen Tierfrieden als Postulat dieser Religion. Neben Franz von Assisi nennt er Hieronymus, Antonius den Einsiedler, Benedikt von Nursia, Bernhard von Clairvaux, Theresa und Hedwig als Vegetarier. Magg schätzt, dass es Mitte des 3. Jh. n. Chr. noch ca. 100.000 vegetarische Urchristen gegeben hat.[210]

---

[206] Brockhaus 1975, S. 223 f
[207] Vgl. Brockhaus 1975, S. 226 f
[208] Brockhaus 1975, S. 228
[209] Brockhaus 1975, S. 220
[210] Vgl. Brockhaus 1975, S. 213 ff

Heutzutage leben die Kartäuser- und Trappistenmönche, wie auch die Zisterzienser und die Samariterschwestern überwiegend vegetarisch. Es existiert die christliche Tierschutzzeitschrift „*The Ark, Bulletin Of The Catholic Study For Animal Welfare*" und der „*Rundbrief für den christlichen Vegetarier*".[211] Besonders das fünfte Gebot „Du sollst nicht töten!" im Alten Testament ist für viele Christen eine alle Lebewesen umfassende Lebensregel. Nach diesem Gebot hatte auch der Theologe Eduard Baltzer die erste vegetarische Vereinigung in Deutschland gegründet.[212]

Bezogen auf das Christentum resümiert der Theologe und ehemalige Pfarrer Erich Grässer: „*Tierschutz ist kein Anlaß zur Freude, sondern eine Aufforderung, sich zu schämen, daß wir ihn überhaupt brauchen.*"[213] Er schreibt: „*Die Übermenge an Eiern, Fleisch und Butter, die die westliche Wohlstandsgesellschaft auf diese Weise produziert, ist mit menschenunwürdiger Tierquälerei bezahlt.*"[214] Grässer stützt seine Auffassung auf die christliche Ethik und sagt: „*Dabei ist die Ethik der Ehrfurcht vor dem Leben biblisch. Die Bibel [...] ist voller Zeugnisse von Gottes Fürsorge für alle Geschöpfe. Weil das Gutsein zu den Tieren eine Selbstverständlichkeit ist, darum hat man das Zentrum des christlichen Glaubens, die Dahingabe des Lebens Jesu für die Sünden der Menschen, mit dem Bilde vom guten Hirten umschrieben: `Ich bin der gute Hirte, der Hirte lässt sein Leben für die Schafe´.*"[215]

Neben Grässer setzt sich der Theologe Eugen Drewermann (gegen den Willen der katholischen Kirche) für die Rechte der Tiere ein. Auch in dem Buch von Christa Blanke „*Da krähte der Hahn – Kirche für Tiere?*" wird das Schweigen der Kirche verurteilt: „*Vor 130 Jahren hat die Kirche geschwiegen, weil es nur Schwarze waren. Vor 50 Jahren hat die Kirche geschwiegen, weil es nur Juden waren. Heute schweigt die Kirche, weil es nur Tiere sind.*"[216]

---

[211] Brockhaus 1975, S. 229 ff
[212] Vgl. Leitzmann & Hahn 1996, S. 28 und Brockhaus 1975, S. 237
[213] Grässer in „Schutz für Mensch Tier und Umwelt", Nov.-Dez.,1997, S. 12
[214] Grässer in „Schutz für Mensch Tier und Umwelt", Nov.-Dez.,1997, S. 14
[215] Grässer in „Schutz für Mensch Tier und Umwelt", Nov.-Dez.,1997, S. 14
[216] Blanke zit. nach Teutsch in: „ALTEX 12", 4, 1995, S. 211

2. Methoden

Die vorliegende empirische Untersuchung zum Lebensstil von Veganern basiert auf der Anwendung von zwei Erhebungsinstrumenten. Insgesamt lagen der Arbeit die Daten von 14 mündlichen Interviews und 150 schriftlichen Fragebögen zugrunde. Begonnen wurde mit der Erhebung der Interviews, durch die eine erste Annäherung an den Gegenstandsbereich „Vegane Lebensstile" erfolgte. Die daraus gewonnenen Erkenntnisse wurden anschließend mittels Fragebögen überprüft. Diese aufeinander folgende Vorgehensweise sollte ein möglichst genaues Abbild der Lebensweise von Veganern ermöglichen.

2.1 Erhebungsinstrumente

Das Hauptziel der Untersuchung bestand darin, sich der sozialen Realität eines veganen Lebensstils möglichst wirklichkeitsgetreu anzunähern, um relevante Dimensionen dieses Objektbereichs in Erfahrung zu bringen. Als Erhebungsinstrument wurde eine Kombination aus qualitativer und quantitativer Methode in Form von mündlichem Interview und schriftlicher Befragung gewählt. Durch das offene und halbstrukturierte Interview sollten die Befragten durch eine Reihe gezielter Fragen bzw. mitgeteilter Stimuli dazu veranlasst werden, über ihren veganen Lebensstil Auskunft zu geben.[217] Das mündliche Interview wurde von der Frage geleitet: *„Wie gestaltet sich der Lebensstil von Veganern und sind Schwierigkeiten damit verbunden?"* Weitere Fragen konzentrierten sich auf die anfänglichen Motive und die praktische Umsetzung einer veganen Lebensweise.

Auf der Basis der Erkenntnisse aus den Interviews wurde als zweite Methode der Datenerhebung ein standardisierter Fragebogen erstellt, um die durch die mündlichen Interviews gewonnenen Ergebnisse überprüfen und ergänzen zu können.

---

[217] Vgl. Lamnek, 1980, S. 133

Grundlage der Gesamtuntersuchung bildeten die durch Fragebögen und Interviews gewonnenen Daten von Veganern, die von Dezember 1997 bis August 1998 erfasst wurden. Die Kontaktaufnahme mit den Untersuchungsteilnehmern erfolgte durch Annoncen in der Zeitschrift *Vegetarisch fit*[218] und dem Magazin *Tierbefreiung*[219]. Daneben wurden Studienaufrufe durch einen E-Mail-Verteiler des Vereins *die Tierbefreier e. V.* versendet, sowie über 40 verschiedene Tierschutzorganisationen angeschrieben und mehrere Privatpersonen mit der Verteilung der Fragebögen beauftragt.

Alle Interessenten erhielten einen Fragebogen mit Begleitschreiben, in dem ausführlich erklärt wurde, welchem Zweck die Befragung dient. Die Antworten auf die Annoncen und Studienaufrufen waren sehr positiv und die meisten Veganer zeigten sich sofort bereit zu einem Interview bzw. zum Ausfüllen eines Fragebogens.

Die Interviews und ihre Auswertung

Durch den Einsatz des qualitativ-hermeneutisch strukturierten, mündlichen Interviews konnte sich ohne eine allzu stringente Planung dem Gegenstandsbereich des veganen Lebensstil genähert und eine Vielzahl von Daten und Hintergründen erschlossen werden, die bei einer ausschließlich standardisierten schriftlichen Fragebogenerhebung verloren gegangen wären.

Auswahlkriterium für die Teilnahme an der Befragung war die Selbsteinschätzung der Teilnehmer als „vegan lebend". Während der telefonischen Terminabsprache wurden die Studienteilnehmer über Sinn und Zweck des Interviews informiert. Anschließend wurden neun Veganer in ihrer privaten Umgebung interviewt, vier Teilnehmer wurden telefonisch befragt und ein Veganer wurde an einem neutralen Ort an der Universität Bielefeld interviewt.

---

[218] In den Ausgaben 12, 1997 und 1 bis 3, 1998
[219] In der Ausgabe 12, 1997

Die Dauer der einzelnen Interviews lag zwischen 30 und 90 Minuten und orientierte sich an einem halbstandardisierten Leitfaden, dem folgende Fragestellungen zugrunde lagen:

- *Wie wurdest Du vegan?*
- *Wie reagierte Deine Umwelt darauf?*
- *Welche Probleme hast Du als Veganer?*
- *Wie kann man Deine Situation verbessern?*

Die ersten drei Fragen waren den Teilnehmern vor den Interviews durch das Begleitschreiben und den vorhergehenden Telefongesprächen bekannt, so dass sie sich darauf vorbereiten konnten.

Die geführten Interviews zeichneten sich in der Regel durch einen weichen Gesprächsstil aus, gekennzeichnet durch viele Rückmeldungen. Alle Veganer bestanden darauf, mit „Du" angeredet zu werden. Die inhaltliche Thematik der Interviews entwickelte sich entlang der oben genannten Fragestellungen und konzentrierte sich vor allem auf die Entstehung des veganen Lebensstils, aber auch auf Einstellungen, Probleme und Wünsche der befragten Veganer. Im Anschluss an die Interviews wurden die Gesamteindrücke vom Autor in einem Gedächtnisprotokoll niedergelegt. Zur Materialaufbereitung der Interviews wurde die wörtliche Transkription gewählt, die zuvor mit Hilfe eines Aufnahmegerätes erfaßt wurden.

Die Auswertung der Gesprächsinhalte erfolgte durch eine Kombination der *Qualitativen Inhaltsanalyse* nach Mayring und der *Grounded Theory* nach Strauss & Corbin.[220] Dazu wurde das gesamte schriftliche Material zu Kategoriesystemen zusammengestellt und nach Oberbegriffen geordnet. Die Konzeptbildung während der Datenerhebung erfolgte überwiegend durch empirische Klassifizierung und die Daten der Interviews wurden mittels Kodierung aufbereitet.[221] Auf der Grundlage der Ergebnisse der mündlichen Interviews wurde anschließend der schriftliche Fragebogen entworfen.

---

[220] Vgl. Mayring 1990 und Strauss & Corbin 1996
[221] Vgl. König 1996, S. 213

Die Fragebögen und ihre Auswertung

Die schriftlichen Fragebögen wurden von den Teilnehmern selbstständig ausgefüllt und entweder mit beiliegendem Freiumschlag per Post oder auf elektronischem Wege per E-Mail zurückgeschickt. Aus den ca. 250 verteilten und versendeten Bögen resultieren 150 gültige Fragebögen, die die Basis für den Datensatz bildeten. Die Rücklaufquote betrug 60 %; etwa ein Drittel der Fragebögen kam anonym ausgefüllt zurück. Die Stichprobe der quantitativen Untersuchung bildeten 150 männliche und weibliche Veganer aus insgesamt 13 Bundesländern. Der Fragebogen war so konzipiert, dass er mit einer erklärenden Einleitung begann und sich anschließend in fünf Abschnitte aufgliederte. Diese waren trichterförmig angeordnet und setzten sich folgendermaßen zusammen:

- *Demographischer Teil;*
- *Fragen zur Selbsteinschätzung und zum Konsumverhalten;*
- *Fragen zu den Gründen für den veganen Lebensstil;*
- *Fragen zur sozialen Umwelt;*
- *Fragen nach möglichen Schwierigkeiten verbunden mit dem veganen Lebensstil.*

Der Fragebogen bestand zu 80 % aus geschlossenen und zu 20 % aus offenen Fragen, die einfach und kurz gehalten waren und inhaltlich stets wieder an den veganen Bezugsrahmen anknüpften. Insgesamt war der Fragebogen innerhalb von zehn Minuten zu beantworten. Die durch die Fragebögen erhobenen Daten wurden mit *DATA-ENTRY* erfasst und mit Hilfe von *SPSS*[222] für Windows aufbereitet. Dabei erfolgten uni- und bivariate Auszählungen, die anschließend tabellarisch und graphisch dargestellt wurden. Der Vorteil der schriftlichen Befragung bestand darin, dass auch geographisch verstreute Personen befragt werden konnten und die Antworten nicht durch den Interviewer beeinflusst wurden. Als Nachteil erwies sich die fehlende Möglichkeit für Nachfragen und Erläuterungen durch den Interviewer.

---

[222] SPSS = Statistical Package for the Social Sciences

3 Ergebnisse

In diesem Teil der Arbeit werden die Ergebnisse der mündlichen und schriftlichen Untersuchung vorgestellt. Begonnen wird mit der Auswertung der qualitativen Befragung (mündliche Interviews), die anschließend durch die Ergebnisse der quantitativen Erhebung (schriftliche Fragebögen) ergänzt wird.

3.1 Ergebnisse der qualitativen Studie

Die in den mündlichen Interviews befragten Veganer sind zwischen 14 und 62 Jahre alt und kommen aus ganz Deutschland. Alle bezeichnen sich selbst – wenn auch unterschiedlich definiert – als Veganer. Abbildung 13 zeigt eine Auflistung der 14 Untersuchungsteilnehmer mit ihrem Pseudonym sowie Alter und Beruf zum Zeitpunkt der Befragung.

Abb. 13: Im Interview befragte Veganer

Pseudonym	Alter	Berufliche Tätigkeit
Andy	29	Angestellter mit Hochschulabschluss
Anna	32	Maskenbildnerin
Bella	38	Praxismanagerin einer Tierarztpraxis
Boris	22	Fachschüler
Claudia	41	Lehrerin
Dora	43	Psychologin
Hans	32	Frührentner
Heinz	25	Heilerziehungspfleger
Michael	27	Praktikant
Richard	33	Informatiker
Sabine	14	Schülerin
Smilla	32	Studentin
Ute	19	Studentin
Vera	62	Hausfrau

Die Auswertung der Interviews erfolgte in Anlehnung an die *Qualitative Inhaltsanalyse* und der *Grounded Theory*. Eine allzu stringente Orientierung an eine einzelne Methode wurde vermieden, um möglichst flexibel auf den neuen Themenkomplex reagieren zu können. Bei der Aufarbeitung des Datenmaterials wurden zehn Kategorien entwickelt, die Entstehung, Verlauf und mögliche Schwierigkeiten hinsichtlich der Umsetzung eines veganen Lebensstils erfassten. Die Untersuchung konzentrierte sich nicht nur auf den gegenwärtigen veganen Lebensstil, sondern auch auf die vorhergehende Ernährungsweise. Daraus ergaben sich folgende Einteilungen:

- *Entscheidungsgründe und Beginn des vegetarischen Lebensstils;*
- *Tierhaltung und Umgang mit Tieren in der Kindheit und Primärfamilie;*
- *Reaktionen des sozialen Umfelds auf den vegetarischen Lebensstil;*
- *Schwierigkeiten bei der Umstellung zum vegetarischen Lebensstil;*
- *Entscheidungsgründe und Beginn des veganen Lebensstils;*
- *Definition des veganen Lebensstils;*
- *Reaktionen des sozialen Umfelds auf den veganen Lebensstil;*
- *Schwierigkeiten bei der Umstellung zum veganen Lebensstil;*
- *Gründe zur Fortführung des veganen Lebensstils;*
- *Wünsche und Hoffnungen hinsichtlich des veganen Lebensstils.*

3.1.1 Entscheidungsgründe und Beginn des vegetarischen Lebensstils

Die Annahme, dass ein vegetarischer Lebensstil in erster Linie durch ethisch-moralische Aspekte begründet wird, lässt sich anhand folgender Interviewstellen bestätigen. So hat Andy *„aus ethischen Gründen den Fleischkonsum eingestellt."* Anstoß dazu war *„ein Freund [...],*[220] *der behauptete Vegetarier zu sein und den [er] sympathisch fand. Von dem hatte [er] das mal gehört."* Ein ethisch-moralisches Motiv, angeregt durch einen Freund, war auch für Boris der Auslöser für eine vegetarische Lebensweise:

---

[220] Die Klammern [...] weisen darauf hin, dass hier bestimmte Interviewstellen (Wörter oder Sätze) vom Autor ausgelassen oder hinzugefügt wurden

„*Mein Freund hatte schon früher mal aufgehört, Fleisch zu essen, der hat dann aber wieder angefangen. Ja, dann sind wir beide darauf gekommen – mein Bruder halt auch –, dass wir einfach kein Fleisch mehr essen wollten. Weil wir keine Tiere für unser Essen töten wollten. Das war erstmal so der Grundgedanke.*"

Durch einen ähnlichen Vorgang kam Vera zum Vegetarismus. Sie fällte die Entscheidung für eine vegetarische Ernährungsweise gemeinsam mit ihrer Tochter: „*Wir haben dann gleichzeitig in etwa angefangen, kein Fleisch mehr zu essen.*" Dieses Muster lässt sich auch bei Sabine erkennen. Motiviert durch das Verhalten ihrer älteren Schwester Ute entschied sie sich kein Fleisch mehr zu essen: „*Also, meine Schwester ist nach Hause gekommen, und hat gemeint, sie isst jetzt kein Fleisch mehr, und das kam mir etwas seltsam vor. Und irgendwann habe ich mir überlegt, das kann ich ja auch mal machen, also eher aus Spaß. Dann habe ich halt kein Fleisch mehr gegessen. Und dann habe ich darüber nachgedacht, warum sie das macht, ja, und dann habe ich das gut gefunden und bin halt Vegetarierin geworden.*"

Eine Vorbildfunktion durch das soziale Umfeld ist auch bei Anna zu erkennen, deren vegetarische Lebensweise durch einen vegetarisch lebenden Freund ausgelöst wurde: „*Dieser Mann, der hat mich mit ein paar Sachen bekannt gemacht, die ich nicht wusste. Auch die ganzen ökologischen und wirtschaftlichen Zusammenhänge. Und dann war mein Interesse irgendwie geweckt. Dann habe ich angefangen zu lesen und fand das alles ganz spannend und habe gedacht: ‚Das ist ja eine tolle Idee! Das will ich auch!' Und so bin ich dann Vegetarierin geworden.*" Dabei spielten bei Anna schon zu Beginn – neben den ethisch-moralischen Aspekten – die ökologischen und ökonomischen Motive eine entscheidende Rolle.

Ein verwandtes Verhaltensmuster ist bei Heinz zu erkennen, der ebenfalls durch das soziale Umfeld zum Vegetarismus kam: „*Zum Vegetarier wurde ich durch eine damalige Freundin, die mit mir halt sehr viel darüber* diskutiert hat. *Also, ich war zu der Zeit sehr Antifa[221] engagiert ... mit Menschenrechten, gegen Sexismus und so halt. Und sie hat mir klargemacht, dass das mit den Tieren eigentlich genau das Gleiche ist."* Der ethisch-moralische Aspekt stand bei Heinz damals besonders im Vordergrund und war eingebettet in einen größeren politischen Bezugsrahmen.

Auch Michael berichtet, dass er durch einen Freund zum Vegetarismus gekommen ist: *"Bei mir war das irgendwie eine Entwicklung, dass ich jemanden kennen gelernt habe, der vegetarisch lebt, und der mich dann durch Aufklärung, durch Flugblätter, dann informiert hat, und mich das interessiert hat, und ich mich dann immer mehr damit beschäftigt habe."*

Bei Dora stand zu Beginn vor allem der gesundheitliche Aspekt im Vordergrund: *"Erstmal hatte das so mehr gesundheitliche Gründe: BSE-Skandal – diese Dinge – Schweinepest. Und so langsam wurde mir das auch aus tierschützerischen Gründen wichtig."* Sie fügt an anderer Stelle hinzu: *"Denkanstöße habe ich da sicherlich von meinem früheren Kollegen bekommen, dessen Frau ist Vegetarierin."*

Eine Hinwendung zum Vegetarismus aus gesundheitlichen, als auch aus ethischen Gründen war bei Smilla der Auslöser: *"Im Sommer 1996 häuften sich dann wieder so die Nachrichten über BSE und so, und da habe ich gedacht: ‚Das ist Wahnsinn. Das wird nie aufhören, so lange die Menschen Fleisch essen wollen. Und BSE ist nur der Anfang.' Da habe ich sofort aufgehört Fleisch zu essen und dann auch nie wieder welches angerührt."*

Bella brachte ein Schlüsselerlebnis zu der plötzlichen Überzeugung, kein Fleisch mehr essen zu wollen: *"Ich war in Italien und aß ein Salamibrot. Und hatte kurz vorher erfahren, dass in Salami Eselsfleisch ist. Und während ich das aß, ging ein Esel vorbei. Und da habe ich zum ersten Mal die Verbindung gemacht. Und wirklich, während ich das Brot in der Hand hatte, habe ich mich dazu entschlossen, kein Fleisch mehr zu essen."*

---

[221] Antifa = Antifaschistische Bewegung

Ein ähnliches Erlebnis berichtet Claudia von ihrer Tochter Nicole: *„Als Nicole neun war oder fast zehn, und dann so richtig registrierte: Die Tiere werden dafür geschlachtet. – Die hatte dann irgendwo auch einen Film gesehen, wo das dann noch mal richtig klar wurde. – Und dann war wirklich, von einem Tag auf den anderen, war Schicht."*

Auch Hans veranlasste die Darstellung der Haltungs- und Schlachtbedingungen von Tieren in den Medien zu einer vegetarischen Ernährungsweise. Er sagt, dass er zum Vegetarier wurde *„durch die ganzen Sachen, die da im Fernsehen liefen. Irgendwann konnte ich es einfach nicht mehr ertragen."* Hans fügt hinzu: *„Das war eine ethische Entscheidung in erster Linie. Gut, mittlerweile zwar auch gesundheitliche, aber das kam dann erst später."*

Die ausgewählten Textpassagen verdeutlichen, dass die befragten Veganer einen vegetarischen Lebensstil praktizierten, der aus ethisch-moralischen, gesundheitlichen, ökologischen und/oder ökonomischen Motiven begonnen wurde. Die Entscheidung für eine vegetarische Lebensweise wurde dabei unabhängig vom Alter getroffen und die Hinwendung begann sowohl in der frühen Jugend als auch im späteren Erwachsenenalter. Ursächlich an dieser Entscheidung beteiligt war ein vegetarisches Umfeld, das durch Aufklärung oder Vorleben auf den vegetarischen Lebensstil aufmerksam gemacht hatte. Darüber hinaus spielten Berichte über die Lebens- und Schlachtbedingungen von Tieren in die Medien eine nicht unwesentliche Rolle bei der Entscheidung für eine vegetarische Lebensweise.

Inwieweit sich das ethisch-moralische Motiv schon in der Kindheit oder frühen Jugend herausgebildet hat, zeigt das folgende Kapitel.

3.1.2 Tierhaltung und Umgang mit Tieren in Kindheit und Primärfamilie

Ansätze für einen ethisch-moralisch motivierten Vegetarismus und eine Ablehnung der Tötung von Tieren sind häufig schon in der Kindheit oder Jugend zu finden. Andy berichtet: *„Da ich aus einer Familie komme, wo Hausschlachtung betrieben wird, war ich mit dieser ganzen Fleischproduktion vertraut und hatte alle Jahre wieder schon Probleme damit, dass die Tiere, die ich da auch lieb gewonnen habe, dann getötet wurden."* Das Mitleid mit den Tieren, die zu Nahrungszwecken getötet wurden, bildete sich bei Andy schon in der Kindheit heraus und kann als Grundstein seiner vegetarischen und später veganen Haltung begriffen werden.

Sehr deutlich erinnert sich Claudia an eine Hausschlachtung in ihrer frühen Kindheit und sieht darin ihren Vegetarismus und Veganismus begründet: *„Irgendwie fängt die ganze Geschichte schon länger an. Und zwar nämlich, dass mein Großvater [...], der hatte halt Gänse und schlachtete die natürlich auch und ich fand das total grässlich und konnte dieses Fleisch nicht essen. Aber ich wurde natürlich gezwungen. Und irgendwie weiß ich, dass das schon nun doch aus der Zeit kommt."* Claudia war damals drei oder vier Jahre alt und fand das *„grauselig, mit den Gänsen. Die schrieen, klar. Aber ich wurde halt gezwungen. Ich musste das essen."* Sie folgert: *„Also, irgendwann, wenn Kinder so realisieren: – Gänse – Schlachten – Essen –, wenn Kinder realisieren: Fleisch kommt wirklich von dem Tier jetzt ... dann essen die das nicht mehr. Da bin ich mir todsicher!"*

An eine Ablehnung des Schlachtens in der Kindheit erinnert sich auch Anna, die wie Andy in ländlicher Umgebung aufgewachsen ist: *„Ich komme vom Land, und da ist Vegetarismus überhaupt kein Thema. Ich hatte als Kind mal ein Kaninchen, das ich sehr geliebt hatte, das hing dann eines Tages kopfüber an der Wäscheleine. Und dann habe ich gesagt: ‚Das ist ja schrecklich! Ich esse nie wieder Kaninchen! Das ist ja furchtbar', habe aber trotzdem weiterhin irgendwelche Tiere, die keine Kaninchen waren, nicht mit einbezogen."*

Von einem ähnlichen Vorgang berichtet Hans: *"Ja, wir haben auch geschlachtet zu Hause. Das war damals Normalität, ich hätte gar nichts sagen dürfen. Bei uns wurde gegessen, was auf den Tisch kommt."* Hans erklärt die damalige Beziehung zu den Tieren folgendermaßen: *"Die einen Tiere lebten im Stall, und die anderen Tiere, die gehörten mit dazu, so Hunde und Katzen hatten wir auch. Die Katzen waren halt Haustiere, und die anderen waren sozusagen zum Essen da. Und wenn dann Schlachttag war, dann brachte man halt die Einzelteile da rein, die wurden dann verarbeitet und aufgegessen."* Über den Schlachtvorgang selbst berichtet Hans: *"Da hat man uns von fern gehalten. Das durften wir nicht sehen dieses Schlachten selber, das Töten war nichts für die Kinder, ... davon wurdest du dann schon fern gehalten."* An Gründe für dieses Verhalten oder an eine Argumentation seitens der Eltern, warum die einen Tiere geschlachtet wurden, während die anderen „zum Haus" gehörten, kann sich Hans leider nicht mehr erinnern.

Ute berichtet in diesem Zusammenhang ebenfalls von einem Schlüsselerlebnis aus ihrer Kindheit: *"Als ich ganz klein war hat der [Vater] mal so einen toten Hasen mit heimgebracht, und dann habe ich geschrieen wie am Spieß und hab' ihm verboten, dass er noch mal so was mit heimbringt."* Dieses Verbot wurde von ihren Eltern damals akzeptiert und eingehalten, allerdings nicht näher thematisiert.

Alle Untersuchungsteilnehmer sind in Familien aufgewachsen, in denen bestimmte Tiere als Nutztiere und andere als Haustiere galten, und das Schlachten von Tieren oder das Fleischessen zum alltäglichen Leben gehörte. In den Familien, in denen Hausschlachtung betrieben wurde, wurden die Kinder von dem Schlachtvorgang selbst aber fern gehalten. Trotzdem haben die befragten Veganer die Rahmenbedingungen als unangenehm empfunden und entwickelten eine Abneigung gegen das Töten von Tieren. In Folge lehnten sie den Konsum von Fleisch als Nahrungsmittel ab und stießen dadurch in ihrem sozialen Umfeld auf Unverständnis und Widerstand.

3.1.3 Reaktionen des sozialen Umfelds auf den vegetarischen Lebensstil

Gefragt nach den Reaktionen des sozialen Umfeldes auf die vegetarische Lebensweise berichten die meisten Befragten von einem Unverständnis seitens der Freunde und Familie. Heinz schildert: *„Die Familie war erstmal ganz schrecklich [verwirrt] und so, weil meine Mama natürlich auch [meinte]: ‚Was soll ich denn kochen', und ‚Ich weiß ja gar nicht ...' Und jedes Mal beim Mittagstisch oder so gab es endlose Diskussionen: Was das denn soll und was ich damit erreichen will ..., ob das nun meine Rebellion wäre ... – was weiß ich."* Es fand in der Familie von Heinz keinerlei Bemühung um eine Auseinandersetzung mit seinen Motiven statt. Seine Entscheidung gegen das Fleischessen wurde nicht verstanden, und schlicht als Rebellion abgetan.

Eine ähnliche Reaktion erfuhr Hans bei der Umstellung zum Vegetarismus: *„Na ja, gut, erstmal haben sie natürlich ein bisschen blöd geguckt oder waren erstaunt. Das haben sie nicht ernst genommen, dass ich jetzt gar kein Fleisch mehr essen will. Die haben gefragt: ‚Wie lange willst du das denn machen?', und ‚Was willst du damit erreichen?', und teilweise wurde das als Kinderei abgetan, es wurde sich lächerlich gemacht."*

Gemäßigter reagierten die Eltern der damals 16-jährigen Ute: *„Also sie fanden es nicht so gut, als ich Vegetarierin wurde am Anfang."* Ihre seinerzeit neunjährige Schwester Sabine hatte bei der Umstellung auf eine vegetarische Ernährung ebenfalls mit Protesten zu kämpfen: *„Am Anfang waren sie nicht so begeistert, und haben halt gemeint, das wäre nur eine Phase [bei mir] und haben es leicht genommen. Und [nun] haben sie sich damit abgefunden."*

Von einem Unverständnis im Freundeskreis berichtet auch Boris: *„Dann gab es wilde Diskussionen im Freundeskreis, und dann fing das auch an, dass nach und nach mehrere Leute Vegetarier geworden sind, obwohl am Anfang irgendwie alle gesagt haben: ‚Blödsinn!', aber es kam dann trotzdem nach und nach."* Später konnte Boris seine Mutter von seiner Lebensweise überzeugen und sagt: *„Meine Mutter ist dann auch kurze Zeit später irgendwann Vegetarierin geworden."*

Als Smilla Vegetarierin wurde, erfuhr sie eher zurückhaltende Reaktionen von ihrer Umwelt: *„Als ich Vegetarierin wurde, da ging das ja noch. Da sagten viele: ‚Ja, hast ja recht.' und ‚Man sollte weniger Fleisch essen.' und ‚Ich esse ja so gut wie gar kein Fleisch mehr.', obwohl die überall in allem Schinken und Speck drin haben. Das ging noch."* Die gemäßigten Reaktionen aus der sozialen Umwelt waren möglicherweise dadurch bedingt, dass gesundheitliche Gründe für eine vegetarische Ernährung von der Gesellschaft eher toleriert werden als ethisch-moralische.

Diese Annahme wird durch die Aussage von Vera bekräftigt, die sich einer Diskussion über ihre Ernährungsumstellung entzog, indem sie medizinische Gründe vorschob. Sie musste damals Medikamente nehmen und sagt: *„In dem Beipackzettel stand, man sollte wenig tierische Dinge zu sich nehmen. Und das ist eigentlich das, was mir geholfen hat, der Familie gegenüber. Das war für mich damals wichtig, weil Zuhause ... da hatte ich ja einen schwierigen Stand."* Sie betonte damals den medizinischen Aspekt und meint: *„Das war dann wichtig, dass ich gesagt habe: ‚Ich esse das nicht mehr. Ich darf das nicht mehr essen!'."* Probleme mit ihrem Umfeld bekam Vera erst dann, als sie begann, ihren Sohn Klaus vegetarisch zu ernähren: *„Anfangs habe ich natürlich mehr Schwierigkeiten gehabt. Mein Sohn Klaus war damals ca. sieben Jahre, war im ersten Schuljahr. Und dann ist er schon mal mit den Jungs zu Eltern nach Hause gegangen. Und eine Mutter, die hat mir zum Beispiel ein Zettelchen geschrieben da stand drauf: ‚Klaus braucht dringend Fleisch. Denn nur in Fleisch ist Vitamin B_{12}, und das ist lebensnotwendig.' Da hat die Frau sich so aufgeregt, dass sie dem Klaus so einen kleinen weißen Zettel mitgegeben hat. Der konnte ich das auch nie erklären."* Vera fügt hinzu: *„Ich denke mal, dass ich als erwachsene Frau besser mit meiner Umwelt zurechtgekommen bin[...] als die Kinder."*

Die Erfahrungen der Veganer zu Beginn ihrer vegetarischen Ernährungsweise veranschaulichen, dass ihre vegetarische Lebensweise vom sozialen Umfeld selten toleriert wurde. Eine Ausnahme bildeten die gesundheitlichen Gründe, die vom Umfeld eher akzeptiert wurden als die ethisch-moralischen Aspekte.

3.1.4 Schwierigkeiten bei der Umstellung zum vegetarischen Lebensstil

Schwierigkeiten bei der Umstellung zum vegetarischen Lebensstil entstanden bei den Befragten durch eine fehlende Gruppenzugehörigkeit und dem meist unzureichenden Kenntnisstand über die Motive und Vorteile einer vegetarischen Lebensweise in der Bevölkerung.

Hans berichtet, dass er sehr darunter litt, sich während seiner Ernährungsumstellung auf eine vegetarische Kost mit niemandem austauschen zu können: *„Ich hatte keinen, mit dem ich darüber reden konnte. Aber irgendwann konnte ich es einfach nicht mehr. Da habe ich ein paar schlaflose Nächte gehabt, und da habe ich dann erstmal angefangen, was weniger zu essen. Irgendwann war ich das einfach leid. Und dann haben sie wieder so was [über Tiere] gezeigt, und da habe ich gesagt: ‚Jetzt habe ich die Schnauze voll! Jetzt gibt es gar nichts! Zack!' Und dann habe ich gesagt: ‚Jetzt esse ich kein Fleisch mehr.'"*

Andy fiel die Umstellung auf eine vegetarische Ernährungsweise schwer *„weil [er] keine Ersatzprodukte [für Fleisch] hatte."* Er sagt: *„Also, ich habe bis dahin keine Ersatzprodukte gekannt, und ja, von Alternativprodukten hatte ich gehört, aber da ich eigentlich nicht in Reformhäusern eingekauft habe, hab' ich einfach mehr Gemüse gegessen."* Andy bekräftigt rückblickend: *„Das war halt auch schon relativ schwierig. Ich habe eigentlich dann genauso das gleiche gegessen wie die anderen Familienmitglieder, nur habe ich halt aufs Fleisch verzichtet. Also, ich habe dann eigentlich nur Beilagen gegessen die ganze Zeit."* Inwieweit die Familie von Andy damals kein Interesse oder keine Kenntnisse über die Zubereitung von vegetarischen Speisen hatte, bleibt unklar.

3.1.5 Entscheidungsgründe und Beginn des veganen Lebensstils

Es wurde gezeigt, dass die meisten Befragten durch ihr soziales Umfeld (wie Familienangehörige, Freunde und Bekannte) oder durch die Medien (z. B. Fernsehen und Literatur) zum ersten Mal mit dem Vegetarismus konfrontiert wurden. Eine analoge Entwicklung lässt sich bei der ersten Begegnung mit dem veganen Lebensstil beobachten: Die ethischen, gesundheitlichen, ökologischen und ökonomischen Aspekte stehen dabei wieder im Vordergrund. Darüber hinaus begründet einer der befragten Teilnehmer seine vegane Lebensweise mit einer religiösen Überzeugung. Dieser Glaube hatte bei seiner Entscheidung zum Vegetarismus hingegen noch keine Rolle gespielt.

Zum Veganer wurde Andy *„durch eine Frau, die [er] kennen gelernt [hatte], und die vegan lebt. Und die [ihm] auf zwei Ebenen das Veganwerden ermöglichte."* Andy differenziert: *„Das Erste war eine Neuorientierung dieser ethischen Aspekte. Allein dadurch, dass mir das jemand quasi vorgelebt hat. Und das Zweite war einfach [...] da habe ich zum ersten Mal Austauschprodukte kennen gelernt, die es mir halt eigentlich, ja, sehr leicht gemacht haben, vegan zu werden."* Die Vorbildfunktion einer vegan lebenden Person im sozialen Umfeld bewertet Andy rückblickend als überaus hilfreich.

Die Existenz einer veganen Person im sozialen Umfeld war auch bei Sabine hilfreich. Wie bei der vegetarischen Ernährungsumstellung war auch hier wieder ihrer Schwester Ute wegweisend: *„Und dann hat sie [die Ute] auf einmal gar nichts Tierisches mehr gegessen, ja, und das fand ich dann wiederum ziemlich übertrieben. Aber dann hat sie gesagt, dass die Tiere auch für Eier und so was sterben müssen, und dann bin ich Veganerin geworden."*

Auch für Boris war die Vermittlung von Informationen und das Vorhandensein eines Veganers im sozialen Umfeld ein bedeutender Entscheidungsgrund. Boris schildert: *„Dann habe ich in den Ferien jemanden kennen gelernt, die ist dann auch vegan geworden und hat mir dann auch Information über Veganismus zukommen lassen. Und das fand ich alles supertoll, und dann habe ich angefangen, vegan zu leben."*

Eine ähnliche Entwicklung lässt sich bei Michael beobachten, der durch eine Bekannte zum Veganismus kam: *„Ich war vorher vier Jahre Vegetarier und war oft auf Demonstrationen und stand dem Veganismus noch ziemlich skeptisch gegenüber. Und nachdem ich mich aber länger damit befasst habe, Bücher gelesen habe und mit Leuten unterhalten habe war es dann nach einer Weile klar, vegan zu leben."* Er fügt hinzu: *„Der Veganismus war auch so ein starker Begriff in der Hardcore- und Straight-Edge-Bewegung[222], und das hat mich auch irgendwo inspiriert."* Gefragt nach seinen Motiven antwortet Michael, es seien *„in erster Linie natürlich ethische Gründe [gewesen]. Also, die Achtung vor dem Leben. Die Tatsache, dass Blut vergossen wird für den Gaumenkitzel, dass das in keinem Verhältnis zueinander steht. Dass die Tiere auch eine Seele haben und leiden. Dass es einfach Mitgeschöpfe sind. Dass es keine Rechtfertigung gibt, sie zu töten. Wo auf der einen Seite die Befriedigung des Gaumenkitzels steht, und auf der anderen Seite die ganzen Interessen, die das Tier hat, sich fortzupflanzen, auch Freude zu haben, zu spielen, sich im Dreck zu suhlen, all' diese Geschichten."*

Im Gegensatz zu Michael, Andy und Sabine erwarb Anna ihre ethisch-moralischen Motive für den veganen Lebensstil durch Darstellungen in den Medien: *„Da haben sie eben – das war ein Bericht in den Tagesthemen – so unvorstellbar grausame Bilder über Tiertransporte, Tierausbeutung und Tierschlachtung gezeigt, dass ich im Prinzip fast die halbe Nacht geheult habe und gesagt habe: ,Damit will ich nichts mehr zu tun haben!' Und dieser Gedanke ,Veganismus, ja oder nein? Ist das was für mich?', das hat mich so aufgewühlt, dass ab dieser Nacht klar war: ,Ich versuche das!'."* Anna fügt hinzu: *„Am Anfang, ganz am Anfang, war es wohl in allererster Linie der ethische Aspekt. Aber mittlerweile habe ich einfach mein Wissen so vergrößert, dass ich tierische Produkte auch aus ökologischen, wirtschaftlichen und eigentlich auch aus anderen Gründen überhaupt nicht mehr vertreten könnte."*

---

[222] Hier handelt es sich um eine vegane Jugendbewegung, die sich gegen Alkohol, Tabak, Drogen und „Sex ohne Liebe" ausspricht. Vgl. hierzu auch Simonsohn in „Natürlich Leben", 1, 1999, S. 32

Eine ethisch-moralische Komponente war auch bei Dora zu Beginn ihrer veganen Lebensweise ausschlaggebend. Sie entschloss sich nach der Lektüre von Informationsmaterial zum Veganismus: *„Und zwar bekam ich irgendwann Post von verschiedenen Tierschutz- bzw. Tierrechtsorganisationen. Ja, und ich habe dadurch immer mehr über diese verrückte Tierhaltung erfahren.* Dora betont: *„Also, mir ist das aus ethisch-moralischen Gründen total wichtig. Ich merke auch, dass mich das von Anfang an mich sehr beschäftigt hat, gedanklich und gefühlsmäßig. Ich wünschte, dass mehr Leute so leben würden, weil es dann noch einfacher würde. Ich hoffe einfach, dass so meine Lebensweise ein Stück von diesem furchtbaren Leid reduziert, dass ich dazu beitragen kann."*

Smilla gelange ebenfalls durch Literatur zum Veganismus: *„Das war in England, da habe ich mir dieses Buch gekauft ‚Living without Cruelty'. Nachdem ich das gelesen hatte, dachte ich: ‚Das muss aufhören!'"* Auslöser für diese Entscheidung war wieder ein ethisch-moralischer Grund. Eine ähnliche Erfahrung wie Smilla beschreibt Hans: *„Vegan wurde ich, als ich das Buch ‚Ernährung für ein neues Jahrtausend' gelesen habe."*

Für Bella hingegen war der *„allerletzte Auslöser das Abschlachten der Kühe aufgrund der BSE-Hysterie"*, der sie von einer vegetarischen Ernährungsweise zu einem veganen Lebensstil motivierte. Antrieb war auch hier wieder ein ethisch-moralisches Motiv, das Mitleid mit den Tieren.

Claudia entwickelte ihre ethisch-moralische Sichtweise durch ihre eigenen Tiere: *„Also, das kam schon durch die Hasen, so. Wenn du das dann so hautnah erlebst – jetzt bei dieser Züchterin, die Geschichten. Und dann habe ich mich auch mehr informiert. Und dann war für mich klar ... die Tiere werden ja verletzt beim Scheren, und das kommt für mich nicht mehr in Frage."* Claudia fügt hinzu: *„Ich will das den Tieren nicht antun. Und wenn ich Milch trinke, sorge ich irgendwie auch dafür, dass die irgendwann geschlachtet werden. [...] Nee, dafür will ich nicht verantwortlich sein!"*

Eine Verantwortung den Tieren gegenüber war auch bei Hans entscheidend: *„In erster Linie mache ich es ja auch erstmal für mich, weil ich nicht mitschuldig sein will, und für die Tiere, weil natürlich mit jedem Stück Fleisch, was ich weniger esse, brauche, wird auch ein Tier weniger leiden."*

Ähnliches berichtet Heinz: *„Ich dachte dann echt irgendwie, ich halte es nicht mehr aus, dass dadurch, dass ich vegetarisch lebe, trotzdem noch weiter irgendwie diese Todesindustrie unterstützt wird. Und dann habe ich erst mal angefangen mit Ernährung, und keine Eier mehr gegessen, Milch, Honig und so was, kein Leder mehr getragen."* Heinz betont an anderer Stelle: *„Ich will einfach nicht an dieser Mordindustrie teil haben. Und möchte einfach so eine Art Stimme für Tiere sein."*

Vera, die sich ebenfalls aus ethisch-moralischen Gründen für den Veganismus entschieden hatte, fügt hinzu: *„Tiere sind unsere Mitgeschöpfe, und Mitgeschöpfe isst man nicht. Und zwangsläufig muss man dann Veganer sein."*

Richard schildert über seine Motive, dass es *„vor allem ethische Aspekte [waren], besonders Mitgefühl für die Tiere."* Er sieht das Ganze in einem größeren Zusammenhang und erklärt: *"Das heißt friedvoll mit allen Wesen und mit allem Leben umzugehen, und das schließt dann die Tiere mit ein."* Seine religiöse Überzeugung spielte dabei eine wichtige Rolle: *„Es ist für mich auch die konsequente Umsetzung des Gebotes der Bibel: ‚Du sollst nicht töten'."*

Anhand der vorgestellten Interviewstellen wurde gezeigt, dass sich die Beweggründe für einen veganen Lebensstil der Entscheidungsfindung für eine vegetarische Ernährungsweise ähnelten. Im Vordergrund standen noch einmal ethisch-moralische Aspekte, gefolgt von gesundheitlichen, ökonomischen, ökologischen und religiösen Gründen. Durch zusätzliche Informationen über die Haltungsbedingungen der Tiere wurden die Aspekte für eine vegetarische Ernährungsweise auf andere Bereiche ausgeweitet. Als sehr unterstützend wurden bei diesem Entscheidungsprozess vegane Personen im sozialen Umfeld wahrgenommen.

3.1.6 Definition des veganen Lebensstils

Die Annahme, dass ein veganer Lebensstil eine wichtige und zentrale Rolle im Leben der Befragten spielt, bestätigen die folgenden Textpassagen. Der vegane Lebensstil wird von den Befragten als „Mittelpunkt im Leben", „Lebensphilosophie", „Lifestyle", oder als die „wichtigste Entscheidung im Leben" bezeichnet.

Ute begreift ihren veganen Lebensstil als *„eine Lebenseinstellung. Also, es ist nicht nur eine Art, sich zu ernähren. Eine Lebenseinstellung, wie man halt mit anderen umgeht. Jetzt nicht nur mit Tieren ... auch mit Mitmenschen. Und dann natürlich auch was man isst, was man anzieht, einfach halt so zu leben, ohne andere auszubeuten."*

Boris verwendet den Begriff des „Lifestyle" bei seiner Definition für eine vegane Lebensweise: *„Für mich ist Veganismus eine eigenständige Idee. [...] Es ist für mich ein eigenständiger Lifestyle. Das geht für mich in alle Bereiche hinein. Das hat erstens was mit meiner Ernährung zu tun, aber es hat auch was mit meinen Gedanken, mit meiner politischen Arbeit und mit meinen politischen Gedankenausrichtungen zu tun."* Boris fügt hinzu: *„Veganismus speziell ist einfach für mich eine Konsequenz, die sich daraus ergibt, keine Macht über Tiere ausüben zu wollen ... im kleinsten Nenner."*

Andy lebt aus ethisch-moralischen Gründen vegan, was für ihn bedeutet, sich *„ohne tierische Produkte zu ernähren. Also, Tiere nicht als Rohstofflieferanten zu sehen [...] auch nicht in Hinsicht auf andere Produkte wie Kleidung oder so."* Er fügt hinzu: *„Also, das Tier als Rohstofflieferant, würde ich sagen, muss nicht sein. Ich finde es nicht gut, und das möchte ich auch nicht unterstützen."* Andy betont an anderer Stelle noch einmal, dass er es *„absolut verwerflich [findet], Tiere als Rohstofflieferanten zu benutzen."*

Der gleichen Meinung ist Hans, indem er sagt: *„Das Wesentliche ist nur, dass man keine Tierprodukte verwendet, egal welcher Art, und möglichst auch nicht von Firmen Produkte kauft, die Tierausbeutung betreiben."*

Anna bewertet die Hinwendung zum Veganismus schlicht als „*die wichtigste Entscheidung in [meinem] Leben.*" Und auch für Bella ist die rein pflanzliche Lebensweise „*total wichtig. Das beeinflusst mein ganzes Leben, von vorne bis hinten.*" Bella fügt bekräftigend hinzu: „*Und klar, also, ich denke eigentlich jeden Tag aktiv darüber nach, dass ich halt Veganerin bin, und dass ich entsprechend mich verhalte. Ich weiß auch ganz genau, dass ich es für immer bleiben werde.*"

Ähnliches bringt Heinz zum Ausdruck, indem er sagt: „*Veganismus bedeutet für mich halt sehr viel zur Zeit. Es ist ein riesiger Teil meines Lebens. Für mich bedeutet es auf jeden Fall, nicht an dieser Industrie oder, ja, ... den Mördern teilzuhaben ..., die das Leid über die Tiere bringen.*"

Die Definition von Michael lautet: „*Veganismus ist für mich eine Lebensphilosophie. Also, es umfasst halt die Achtung vor den Lebewesen, die Liebe zu den Tieren, sie zu achten, und es ist auch ein politischer Aspekt. Also, die globale Ausbeutung der Tiere, der Natur, der Umwelt, der Menschen.*" Neben dem ethisch-moralischen Grund betont Michael hier besonders den politischen Aspekt einer veganen Lebensweise.

Anschaulich beschreibt Richard seine vegane Lebensweise: „*Veganer Lebensstil bedeutet für mich, dass ich möglichst auf tierische Produkte verzichte, in welcher Form auch immer. Das heißt beim Essen natürlich, auf Milch, Eier, Fleisch zu verzichten. Heißt aber auch, dass ich Leder nicht benutze. Und eben auch keine anderen tierlichen Stoffe, zum Beispiel Kosmetik. Und darauf achte, dass sie nicht mit Tierversuchen getestet werden.*"

Die hier zitierten Interviewstellen verdeutlichen, dass der Veganismus einen außergewöhnlich hohen Stellenwert im Leben der Befragten einnimmt. Für einige der befragten Veganer ist er sogar „das Wichtigste" in ihrem Leben.

3.1.7 Reaktionen des sozialen Umfelds auf den veganen Lebensstil

Wie bisher gezeigt wurde, kam es bei der Umstellung zu einer vegetarischen Ernährungsweise häufig zu kontroversen bis ablehnenden Reaktionen aus dem sozialen Umfeld. Die Annahme, dass es bei der Umstellung zum veganen Lebensstil zu ähnlichen Reaktionen kam, kann anhand folgender Textstellen bestätigt werden.

Andy berichtet über die Reaktionen auf seinen veganen Lebensstil: *„Ich stoße schon irgendwie so auf Ablehnung oder auf Unverständnis bis hin zur Ablehnung. Was dann natürlich wiederum dazu führt, dass ich es argumentativ rechtfertige, was ich tue, was dann manchmal zu Diskussionen führt."* Er fügt hinzu: *„Manchmal ist es, als wenn man von einem fremden Stern kommt. Und was halt auch erschwerend hinzukommt ist das Negativimage, was über die Medien teilweise aufgebaut wird. Dass man mitbekommt ... Vegetarier, alles klar, ... das sind gute Menschen. Veganer, das sind halt Chaoten irgendwie [...] das ist auf jeden Fall ein Problem!"*

Ähnliche Erfahrungen schildert Anna bei ihrer Umstellung zum Veganismus. Die Reaktion ihrer Familie beschreibt sie folgendermaßen: *„Ganz schlimm, ganz schlimm! ‚Jetzt ist sie ganz verrückt geworden.' – ‚Spinnst du, bist du nicht zu extrem?' Meine Mutter hat geheult und hat gemeint, sie hat alles falsch gemacht. Das hat eigentlich fast niemand verstanden. Und so ein bisschen ist es heute auch noch so."* Auch aus ihrem sonstigen Umfeld erfuhr sie zu Beginn eher negative Reaktionen: *„Am Anfang habe ich eigentlich immer so diese negativen Erfahrungen gemacht, so irgendwie: ‚Du spinnst ja, du bist ja bescheuert', und so."* Sie sagt aber auch: *„Also, ich muss mich nicht immer nur rechtfertigen, es ist nicht immer nur negativ, sondern es geht auch manchmal so, dass sie zumindest neutral interessiert fragen."* Anna fügt hinzu: *„Ich habe mich schon in einer Position gesehen, wo ich mich ständig verteidigen muss. Und ich wollte gute Argumente haben. Und habe dann natürlich viel gelesen und dann kriegst du einfach auch so ein Auge dafür."*

Eine extreme Ablehnung erfuhr Heinz bei seiner Umstellung zum veganen Lebensstil: *„Also, meine Eltern haben mir prophezeit, dass ich in wenigen Jahren tot sein werde, weil ich meine Nährstoffe nicht kriege. Und da half auch überhaupt kein Diskutieren mehr, erst mal."* Deutlich wird bei Heinz die Besorgtheit der Eltern, die vermutlich aufgrund mangelnder bzw. einseitiger Informationen über die gesundheitlichen Aspekte und Vorteile einer veganen Ernährungsweise entstanden sind.

Sehr unsensibel reagierte auch die Familie von Dora durch Äußerungen wie: *„‚Ich kann gar nicht verstehen, woher du das auf einmal hast. Warst doch früher nicht so', oder ‚Wer hat dir denn die Flausen in den Kopf gesetzt?'"* Dora meint: *„Das wird dann als peinlich empfunden, wenn ich sage: ‚Die Tiere tun mir leid, ich möchte die nicht essen.'"* Sie sagt: *„Mir wird so nonverbal vermittelt, dass ich bitte meinem Mund halten soll. Also, dass Diskussionen über so unerfreuliche Themen beim Essen nicht erwünscht sind. Und irgendwie steckt die Angst dahinter, dass ich die Kinder [in der Familie] durcheinander bringen könnte. Dass sie dann, wenn sie zu Hause sind, dann also auch bei ihren Eltern, dann kein Fleisch mehr essen wollen."* An anderer Stelle berichtet sie: *„Also, ich habe das erlebt, so bei meinem Hausarzt [...], dass der total ironisch reagiert hat. [Er sagte] dann dürfte ich auch nicht mehr laufen, weil ich bei jedem Schritt eine Million Milben töte. Und ich weiß nicht, was ihm dann noch alles einfiel ..."* Dora sagt: *„Dann war noch mal so eine Situation, wo er sagte, er hätte auch schon mal einen Elch erschossen. Also, als er von seinem Fleischkonsum sprach. Wie immer natürlich nur wenig, und ab und zu [...] und diesen Elch eben zum Essen. Und jetzt käme ich wahrscheinlich bald gar nicht mehr zu ihm, weil er begonnen hätte, einen Angelschein zu machen. Was soll man dazu sagen ...?"* Es verwundert, wie wenig die Meinung von Dora in ihrer sozialen Umwelt respektiert wurde. Keiner aus ihrem sozialen Umfeld nahm die Argumente für ihren veganen Lebensstil ernst. Es fand keine echte Auseinandersetzung statt, das Thema wurde einfach umgangen, ironisch behandelt oder schlicht ignoriert.

Hans, der ebenfalls solche negativen Reaktionen durch seinem Schwager erfahren musste, begründet sie folgendermaßen: *„Der sucht eigentlich immer* *nur nach einem Grund, um das schlecht zu machen, oder um sich selbst zu rechtfertigen, damit er bloß nichts ändern muss."*

Im Gegensatz zu den negativen Erfahrungen, die Anna, Heinz, Hans und Dora gemacht haben, erfuhr Boris positive Reaktionen durch seine Mutter: *„Natürlich hat sich Mutter am Anfang ein bisschen Gedanken gemacht, aber dann hat sie sich auch Gesundheitsbücher durchgelesen, und dann war sie auch schon fast dabei, dass sie überlegt hat, ob sie nicht vegan leben soll."* Über sein sonstiges Umfeld berichtet Boris: *„Die Leute haben das überhaupt nicht verstanden."* Dieses Verhalten empfand er aber als wenig problematisch und forcierte sogar Auseinandersetzungen: *„Ich erzählte sehr gerne, dass ich vegan bin. Alleine, um damit ins Gespräch zu kommen, über Veganismus mal zu diskutieren"* Trotzdem betont er: *„Also, im heutigen Freundeskreis ist es so, dass ich eigentlich nur zu Veganern und Vegetariern Kontakt habe."*

Als Bella vegan wurde, berichtet sie *„nahm die Aggressivität schlagartig zu."* Sie sagt: *„Ich habe gemerkt, dass einige Leute aggressiv darauf reagieren, wenn ich sage ‚Ich bin Veganerin', und erkläre, was das beinhaltet. Das mache ich jetzt schon seit Ewigkeiten nicht mehr, ich bin keine Missionarin. Das habe ich am Anfang, als ich Vegetarierin war, gemacht. Hat auch nur Aggressivität erzeugt. Ich sage einfach: ‚Ich bin Veganerin', erkläre es – und die Leute werden aggressiv! Ich weiß nicht, warum, aber die fangen echt an, fiese Sachen dann irgendwie hervorzuholen."*

Ähnliches sagt Smilla: *„Manchmal habe ich den Eindruck, allein durch die Tatsache, dass man Veganer ist, wird man schon blöd angemacht. Also, die Leute scheinen das teilweise als Herausforderung zu verstehen oder so. Oder Beschuldigung."* Sie sagt: *„Ich denke immer, in der Öffentlichkeit ist das Bild von Veganern nicht besonders toll. Und darum versuche ich ja, mich zu beherrschen, freundlich zu bleiben und das eben einfach zu erklären, wie es ist."* Darüber hinaus kritisiert Smilla: *„Was mich vor allen Dingen ärgert, ist die Darstellung in der Presse immer. Als ob man verbissen, humorlos, weiß ich nicht ist. Das kann ich schlecht beschreiben."*

Michael berichtet über seine soziale Umgebung: „*Also, mein Umfeld, mein soziales Umfeld, hat sich natürlich anders gestaltet im Laufe der Zeit.*" Er resümiert: „*Also, ich kann mit fleischfressenden Menschen einfach nichts mehr anfangen.*" Möglichen verbalen Angriffen weicht Michael aus, indem er sich nicht immer öffentlich zu seiner veganen Lebensweise bekennt: „*Ich sage nicht immer, dass ich Veganer bin, ich sage halt meistens, dass wir uns für die vegetarische Ernährung einsetzen. Je nachdem, was für ein Mensch das ist, sage ich dann auch, dass ich Veganer bin.*"

Überraschend positive Erfahrungen erfuhr Claudia als Lehrerin in der Schule: „*Die Kinder, also, die erreicht man eher. Auf jeden Fall. Und die fragen halt: ‚Warum machst du das?' oder so, und ich sage: ‚Mir tun halt die Tiere leid', also, ‚Ich will das nicht. Ich will nicht, dass jetzt ein Tier stirbt, oder mies behandelt wird, damit es mir mal vielleicht fünf Minuten gut geht, vielleicht einen Genuss habe.'*" Sie schildert: „*Und dann habe ich irgendwann den Kindern gesagt – weil, ich bin auch Sportlehrerin – ich habe gesagt: ‚Seht mal: Ich mache Sport. Ich bin fit', und so. Also, es schadet mir absolut überhaupt nicht.*" Von den Erwachsenen erhielt Claudia hingegen weniger positive Reaktionen: „*Letztens sagte mir dann noch eine Bekannte: ‚Man weiß aber auch nicht mehr, was man für euch Vegetarier aber auch noch machen soll!' Und da höre ich dann schon immer mehr raus: Ja, also, ‚ihr mutet uns was zu, ihr seid Vegetarier und mutet uns was zu'. Aber ich finde überhaupt nicht, dass ich irgendwem was zumute. Ich kann von Fleischessern auch verlangen, dass die mal auf ihren verschissenen Genuss verzichten. Das ist, also, das kann man denen zumuten, eher als uns jetzt, Fleisch zu essen, oder mit Fleischessern da zu sitzen.*" Sie fügt abschließend hinzu: „*Also, ich muss mir nichts vorwerfen, da müssen die sich eher was vorwerfen.*"

Wie Michael entwickelte Claudia ein positives Selbstwertgefühl als Veganer und fordert ein rücksichtsvolleres Verhalten seitens der Fleischesser in ihrer sozialen Umgebung.

Sabine, die im Alter von 14 Jahren vegan wurde, berichtet eher von positiven Rückmeldungen: „*Wenn ich sage: ‚Ich bin Veganerin', dann schlucken sie erstmal alle. ‚Oh, wie schaffst du das?' und so. Also, meine Freundinnen finden es gut.*"

Auch Vera kann von positiven Resonanzen aus ihrem sozialen Umfeld erzählen: „*Oft passiert es mir auch, dass die Leute am Tisch sich entschuldigen und sagen: ‚Ja, tut mir leid, aber ich esse jetzt das und das.' Dass die Leute sich da entschuldigen, dass sie sich da Fleisch bestellen. Manchen Leuten, denen ist das unangenehm. Das habe ich also auch erfahren.*"

Die meisten Veganer berichten von einem Unverständnis seitens des sozialen Umfeldes, wobei eine Auseinandersetzung mit den Gründen für ihren veganen Lebensstil nicht statt fand. Einige Untersuchungsteilnehmer fühlten sich durch die Reaktionen missverstanden und ausgegrenzt. Positive Erfahrungen erfuhren lediglich Sabine, Vera und Claudia. Hier sei besonders auf die offenen Reaktionen der Schüler hingewiesen, die noch nicht vollständig sozialisiert waren und sich deshalb möglicherweise unvoreingenommener mit dem Thema auseinander setzen konnten.

3.1.8 Schwierigkeiten bei der Umstellung zum veganen Lebensstil

Bei der Umstellung von der vegetarischen Ernährungsweise zum veganen Lebensstil berichten die Veganer von Schwierigkeiten. Einige beklagen das unzureichende Angebot an veganen Nahrungsmitteln und Bekleidung. Darüber hinaus wird das mangelnde Wissen in der Gesellschaft über die Gründe und Vorteile einer vegetarischen und veganen Lebensweise kritisiert und eine fehlende Gruppenzugehörigkeit bedauert.

Dora meint zur Auswahl und Beschaffung veganer Produkte: „*Also, erstmal habe ich den Eindruck, dass die Auswahl doch sehr gering ist. Ich wünschte, es gäbe mehr, und wäre auch einfacher zu bekommen. Also, am größten finde ich die Auswahl noch über den Versandhandel. Aber da wird es dann* teilweise teuer." Zusätzlich sagt sie: „Und jetzt so in Geschäften finde ich es auch total schwierig. Die meisten haben keine Ahnung. Also, ich rufe oft in Firmen an, und frage ob die Mono- und Diglyceride tierischen oder pflanzlichen Ursprungs sind. Es wäre einfach toll, wenn es hier so in den Geschäften eine größere Auswahl gäbe, jetzt mal vom Gemüse abgesehen. So was Spezielleres [wie] veganer Frischkäse oder vegane Süßigkeiten."

Ähnliche Schwierigkeiten nennt Heinz und resümiert: „Also, ich habe mich mittlerweile schon daran gewöhnt, irgendwie so Zutatenlisten von Kosmetika oder Seifen oder so was durchzulesen, und zu gucken oder nachzufragen."

Ute hat vor allem bei dem Erwerb veganer Schuhe und Ersatzprodukte für Lederwaren Schwierigkeiten. Sie sagt: „Das einzige Problem sind halt Schuhe, also Ledersachen und so was." Dies sagt auch Smilla: „Also, klar, ich habe mir auch mal so einen Katalog kommen lassen, zum Beispiel mit veganen Schuhen. Die gefallen mir einfach nicht. Und die Auswahl ist auch nicht groß. Und dann sind sie auch noch teuer." An anderer Stelle fügt Bella hinzu: „Reisen ist ein großes Problem. Also, ich muss dann teilweise Essen mitnehmen. Find ich auch nicht so toll." Das meint auch Smilla: „Was ich schwierig finde ist, mal eben schnell so unterwegs beim Bäcker was [zu kaufen], wenn der Magen knurrt. Da gibt es eigentlich bloß trockene Brötchen."

Andy beklagt besonders das mangelnde Bewusstsein in der Gesellschaft gegenüber Veganern: „Das Grundproblem ist, dass dieses Bewusstsein halt leider völlig unterentwickelt ist in unserer Gesellschaft. Völlig! Der Gedanke, dass es verwerflich sein könnte, Tiere als Rohstofflieferanten zu benutzen, der ist fast überhaupt nicht vorhanden." Dies führt seiner Meinung nach zu einem „Unverständnis bei den Leuten und provoziert schon Probleme, dass man das Gefühl hat, in der Hinsicht völliger Außenseiter zu sein. Und das ist schon ein komisches Gefühl." Er differenziert: „Vegetarisch essen zu gehen: kein Problem. Vegan essen zu gehen ... schon ein Problem. Dazu die sozialen Probleme: Man geht nicht mehr mit anderen Leuten essen. Man isst nicht *mehr bei anderen Leuten, die halt nicht vegan sind. Man muss sich halt wieder rechtfertigen, oder man rechtfertigt sich diesbezüglich."*

Das Essen in Gesellschaft empfindet auch Anna als schwierig: *„Was ich auch noch sagen würde wäre, dass ich es problematisch finde mit anderen Leuten zu essen. Ich kann kaum noch zusehen, wenn Leute Teile von Tieren in sich reinschieben. Ich habe aber auch große Schwierigkeiten, wenn jemand spontan sagt: ‚Komm, ich mache was zu essen, komm doch vorbei', dann denke ich: Oh Gott, was sagste jetzt? – Ich habe immer das Gefühl, mich rechtfertigen zu müssen, schrecklich! Also, dieses tägliche Leben irgendwie ist schon sehr schwer."*

Zum Thema Essen in Gemeinschaft meint Claudia: *„Also, es wirkt sich dann schon so auf das soziale Umfeld irgendwie aus, so auf Kontakte. Und ich denke, irgendwann fragt dann vielleicht auch keiner mehr ‚gehen wir was essen' oder so..."*

Vera fügt zu diesem Thema ärgerlich hinzu: *„In manchen Restaurants sind die Leute aber auch so unflexibel. [...] Wenn zum Beispiel auf der Karte steht ‚Spaghetti Bolognese'. Dann frage ich: ‚Kann ich die Spaghetti auch nur mit einer Tomatensoße haben, ohne Sahne oder so?', dann sagen die ‚Nee, das geht nicht.' Das verstehe ich zum Beispiel nicht. In der Schweiz, da stehen auf jeder Karte in den Restaurants mindestens drei vegetarische Gerichte. Und das vermisse ich hier."*

Dora beklagt vor allem die fehlende Gruppenzugehörigkeit bzw. den Kontakt zu anderen Veganern und sagt: *„Das wäre toll, wenn ich mehr Informationen und Kontakte bekomme."* Sie meint *„dass es ganz nützlich ist, Informationen auszutauschen und sich so ein bisschen zu stärken."*

Auch Hans fehlen vegane Personen im sozialen Umfeld. Er sagt: *„Wenn man als einzelner ist, ist es unheimlich schwierig. Wenn man halt eben zu mehreren ist, zu mehreren Veganern, dann verteilt sich das, dann ist der Druck nicht auf einen alleine, sondern dann ist es die Gruppe."*

Hans fügt erklärend hinzu: *„Und man weiß auch, man ist nicht alleine. Das ist nämlich auch so ein Problem: Man zweifelt dann ja an sich selber. Man denkt sich ja dann: ‚Ist das wirklich richtig, was ich mache? Vielleicht haben die ja doch recht? Vielleicht bin ich ja doch nur ein Spinner?' oder so. Und sobald man dann andere kennen lernt, und sieht, dass es auch andere machen, ja, dann weiß man, das kann ja doch nicht so ganz falsch sein. Und dann fehlen den [Fleischessern] natürlich auch wiederum die Argumente, und der Druck ist nicht so stark."*

Abschließend sagt Heinz: *„Ich bin manchmal auch so wütend, da will ich nur noch was mit Veganern und Veganerinnen zu tun haben. Also, da muss ich dann auch mal so unter, ja, unter Leuten sein, wo bei dem Thema nicht unbedingt so Basisauseinandersetzung stattfinden muss."* Wie Boris und Michael hat er sich in der Zwischenzeit einen neuen Bekanntenkreis aufgebaut, der hauptsächlich aus Veganern und Vegetariern besteht.

3.1.9 Gründe zur Fortführung des veganen Lebensstils

Nachdem gezeigt wurde, dass ein veganer Lebensstil mit verschiedenen Schwierigkeiten verbunden ist, stellt sich nun die Frage, warum die Untersuchungsteilnehmer trotz dieser Hindernisse an ihrer veganen Lebensweise festhalten.

Für Andy ist der Grund für die Fortführung seiner veganen Lebensweise *„die Einstellung, die moralische Einstellung und ethische Einstellung: ‚Es ist überflüssig, Tiere als Rohstofflieferanten zu gebrauchen oder missbrauchen'. Diese Formel ist halt so plausibel. Wenn man sie erst einmal begriffen hat oder sie verstanden hat oder akzeptiert, dass es natürlich schwer fällt, das zu missachten aus Gründen des Opportunismus."*

Was Andy mit „Formel" umschreibt, nennt Michael das „System". Er sagt: *„Wenn man das System durchschaut hat, einfach weiß und auch die Bilder im Kopf hat, dann ist es einfach. Dann kann man gar nicht zurückgehen."*

Ähnliches formuliert Vera: *„Das ist doch eine Selbstverständlichkeit, wenn man das einmal ist, und ist das vom Kopf her und hat sich damit befasst und überhaupt. Wenn man, sagen wir mal Veganerin ist, dann befasst man sich ja viel mehr damit, mit der Umwelt und mit den Tieren, mit allem. Man kann doch nicht zurückgehen! Man kann nicht einen Schritt zurück machen, das geht doch gar nicht!"*

Auch für Anna ist der Veganismus die einzig akzeptable Lebensform: *„Also, ich finde alles, was nicht vegan ist, ist für mich nicht mehr akzeptabel. Ich kann mir das nicht mehr vorstellen, also, überhaupt nicht mehr vorstellen, so was Unnatürliches wie Milchprodukte zu mir zu nehmen. Ich könnte es mir überhaupt nicht mehr vorstellen, irgendwie die Haut von Tieren zu tragen. Also, ich kriege immer Gruseln, wenn ich irgendwelche Leder- und Pelztanten in der Stadt sehe. Das ist für mich überhaupt nicht akzeptabel. Ich verwende schon seit Jahren keine Medikamente mehr, wo Gelatine oder Lactat oder sonst irgendwas drin ist. Also, das ist für mich gar keine Frage, dabeizubleiben oder nicht dabeizubleiben."*

Für die interviewten Veganer kommen – trotz Schwierigkeiten hinsichtlich der Umsetzung ihrer veganen Lebensweise – keine Alternative in Frage. Anna nimmt wie Andy, Michael und Vera verschiedene Hürden und Schwierigkeiten in Kauf, um ihre altruistische Lebensweise fortführen zu können. Motiviert werden sie durch eine sehr starke Identifikation mit der veganen Lebensweise. Dora sagt: *„Das ist mir so wichtig. Ich identifiziere mich ein ganzes Stück darüber."*

Ute führt als Impulse für die Fortführung ihrer veganen Lebensweise zwei Gründe auf: *„Es gibt zwei Gründe: also einmal halt für mich selbst, weil ich halt weiß, dass ich niemandem schade damit, und das andere einfach, weil ich ja doch noch hoffe, dass es eine Art Vorleben ist im Sinne von ‚Zeigen, wie man es machen soll'. Und das halt andere sehen und sich auch ändern, und dass man auf Dauer dann doch noch was erreichen kann. Dass vielleicht in 100, 200 Jahren vielleicht doch keine Tiere mehr gegessen werden."*

Das ethisch-moralische Argument zur Aufrechterhaltung eines veganen Lebensstils ist auch bei ihrer Schwester Sabine richtungweisend. Sabine meidet tierische Produkte, weil sie *„das halt auf keinen Fall unterstützen will. Ich weiß nicht, ich hätte immer ein schlechtes Gewissen, wenn ich jetzt Leder trage oder Fleisch esse oder Milch trinke oder so. Ich würde mir immer die Tiere vorstellen, und das ginge einfach nicht."*

3.1.10 Wünsche und Hoffnungen hinsichtlich des veganen Lebensstils

Wie in den vorhergehenden Kapitel gezeigt wurde, berichtet die Mehrheit der befragten Veganer über Schwierigkeiten hinsichtlich der Akzeptanz im sozialen Umfeld und bedauert ein unzureichendes Angebot an veganen Nahrungsmitteln und Gebrauchsgegenständen. Darüber hinaus beklagen die Befragten eine fehlende Gruppenzugehörigkeit. Zur Reduzierung dieser Probleme schlägt Ute eine Aufklärung in Schulen vor: *„Man müsste den Leuten, wenn sie sehr jung sind, nahe legen, dass es wichtig ist, und warum man das macht. Denn wenn die Leute später damit konfrontiert werden, dass es Veganer gibt, dann hören sie immer nur Schlechtes. Und wenn man das sinnvoll – zum Beispiel in den Unterricht oder so – einbaut, warum, und die Zusammenhänge erklärt, dann denke ich, das wäre sehr wichtig. Dann würde für die Tiere mehr bei rauskommen."*

Andy sagt: *„Ich denke, ... diese einfache Formel, die müsste halt stärker ins Bewusstsein, ins gesellschaftliche Bewusstsein gebracht werden. Über die Medien."* Er fügt hinzu: *„Also, ich denke, da muss noch viel Aufklärungsarbeit oder überhaupt so Arbeit über die Medien passieren, ähnlich wie mit dem Vegetarismus. ... Ich denke, das war vor 10, 20 Jahren ähnlich verpönt."* Andy hofft, dass dadurch das negative Image der Veganer verschwindet: *„Diese extreme Ablehnung des Vegetarismus meine ich heute nicht mehr festzustellen, und möglicherweise wird die Ablehnung des Veganismus in einigen Jahren halt ähnlich abgebaut worden sein."*

Neben den Medien hält auch Andy eine Aufklärung in den Schulen und Kirchen für wichtig: *„Also, wenn der sich verbreitet, und wenn der von irgendwelchen Gruppen stärker ins Bewusstsein gebracht wird, von der Schule, oder von der Kirche oder so, wie es ja teilweise schon passiert, dann wird der Veganismus auch auf die Kleidung bezogen."* Andy sagt: *„Es muss jetzt nicht über die Religion laufen, aber ich könnte mir vorstellen, dass – wenn dieser Gedanke halt gelehrt wird, in der Schule oder in den Medien – dass es dann einfacher ist, als Veganer halt auch mit seiner Umwelt umzugehen. Dass man dann auch auf mehr Verständnis oder weniger Widerstand trifft."*

Smilla wünscht sich ebenfalls eine positivere Darstellung von Veganern in den Medien: *„Man kann in den Medien sicher noch viel machen, ich weiß nur nicht, ob es gelesen oder angeguckt wird. Was auf jeden Fall geändert werden müsste ist, dass Veganer immer so negativ dargestellt werden, oder so, dass immer die Superextremsten interviewt werden. Ja, das sind dann ..., wenn dann die Leute sagen, weiß ich nicht, aktive Tierschützer, die Labors überfallen oder in Brand setzen ..., das sind halt in den Augen der meisten Menschen Kriminelle, und so wollen die ja nicht sein. Das ist ja kein Vorbild."*

Für Vera ist besonders eine Rücksichtnahme seitens der Gesellschaft wichtig: *„Also, als allererstes erstmal Toleranz. Wenn schon nichts anderes geht, dann wenigstens Toleranz. Nicht sagen: ‚Ja, da musst du mal gucken, wie du klar kommst' oder ‚Ja, da kann ich dir auch nicht helfen' oder so. Die Einstellung zu Ausländern hat sich ja sehr geändert, finde ich, und jeder stellt sich so hin und ‚Ich habe ja nichts gegen Ausländer' und blockt direkt ab, wenn was gegen Ausländer gesagt wird. [...] Und so ein bisschen so müsste es sein für Vegetarier und Veganer. Dass also nicht nur eine Toleranz da ist, dass man also nicht als Exot gilt. Dass man eben kein Außenseiter ist."* Sie bekräftigt an anderer Stelle noch einmal: *„Genau wie eben mit Ausländern. Da wurde ja auch aufgeklärt, dass jeder eben Ausländer ist irgendwie, irgendwo. Genau so müsste das mit Veganern oder Vegetariern sein, dass also nicht nur Pädagogen vom gesundheitlichen Standpunkt aus sagen: ‚Es* wäre natürlich besser, wenn wir uns alle vegetarisch ernähren, das ist halt gesünder und dies und das, der Mensch ist kein Fleischfresser' sondern ... vom ethischen Aspekt aus." Abschließend sagt Vera: „Es müsste selbstverständlicher werden. Als Veganer soll man sich nicht immer rechtfertigen müssen. Man sollte jeden Abend nach der Tagesschau so einen Film bringen. Die Leute müssen wahrscheinlich noch öfters diese Dinge vorgesetzt bekommen."

Eine bessere Aufklärung findet Anna sehr wichtig: „Ich wünschte mir manchmal Informationsschriften, die so abgefasst sind, dass ich sie mit gutem Gewissen weiterverbreiten könnte." Anna meint: „Ich glaube, die einzelnen Leute sind da ungemein wichtig, durch die Vorbildfunktion und durch Engagement im Freundes- und Bekanntenkreis. Aber ich selber habe mich da leider auch nicht besonders hervorgetan, weil ich diese negativen Diskussionen irgendwann einfach auch satt hatte, und gedacht habe: ‚Ich will jetzt in meinem Frieden hier essen.'"

Mehr Aufklärung wünscht sich auch Bella: Sie sagt: „Ich denke, mehr Aufklärung, Öffentlichkeitsarbeit. Zum Beispiel durch die Zeitung ‚Vegetarisch fit', dass die mal doch mehr über Veganismus schreiben." Bella kritisiert zudem die Werbekampagnen von Großkonzernen: „Ja, die ‚Calcium-Lüge', oder die ‚Milch-Lüge' Frauen, Osteoporose usw. Das regt mich auch maßlos auf, diese Kampagne! Ich denke, dass die Milchindustrie ... die wird dahinter stecken." Sie verweist in diesem Zusammenhang auf eine ausländische Zeitschrift: „Ich denke, die ‚Vegetarian Times' – eine der vegetarischen Zeitungen in Amerika – die sind ja schon viel, viel weiter als wir hier. Für die heißt Vegetarismus Veganismus. Und die neuesten wissenschaftlichen Erkenntnisse, die es gibt, bezüglich Milch und Calcium werden permanent veröffentlicht. Immer wieder. Ich beziehe die Zeitung seit Jahren, und die sind immer gleich geblieben. Dass die das also nicht nur einmal schreiben, sondern in der dritten und in der vierten Ausgabe kommt es dann wieder und wieder und wieder. Und das ist für mich Aufklärung für die Bevölkerung." Bella fügt abschließend hinzu: „Ich finde es optimal, wenn in der Schule die Kinder darüber was lernen würden."

Boris wünscht sich vor allem eine Verbesserung des veganen Warenangebotes: „*Also, mit Klamotten, das könnte weitaus noch besser werden. Und mit der Ernährung wäre auch toll, wenn man da mehr vegetarische Restaurants und so eine Kultur schaffen könnte, ja, wo man halt besser und leichter in Supermärkten an Produkte kommen könnte.*" Boris hofft sehr, „*dass in den Supermärkten endlich mal mehr angeboten wird.*"

Dora kritisiert das Verhalten in der Psychologie und sagt: „*Jetzt speziell in der Psychologie ist mir aufgefallen, dass da Tierversuche nicht mal problematisiert werden. Das hat jetzt erst mal mit der Ernährung weniger zu tun, aber für mich gehört das alles zusammen. Also, ich denke schon, dass ethische, moralische Erwägungen und Standpunkte da mehr vertreten sein müssten, dass man sich auch distanzieren müsste von bestimmten Praktiken, zum Beispiel von Tierversuchen.*" Darüber hinaus meint sie: „*Gerade zur Pädagogik fällt mir ein, was ich mir also für mich gut vorstellen könnte, wirklich ganz früh anzufangen mit ‚Bewusstseinsbildung' oder Informationen geben in Schulen, in Kindergärten, dass man da reingeht und Gespräche mit den Kindern führt, so über ihre eigenen Tiere, ihre Tierliebe, wie sie mit Tieren umgehen. Oder dann eben auch so zur Ernährung kommt, dass man da, dass man Schulungen macht für Erzieher, Pädagogen, Lehrer.*" Dora fordert „*so Leute erstmal [zu] sensibilisieren, [zu] schulen, Journalisten, Richter, die dann Tierquälereien beurteilen müssen.*" Sie sagt: „*Ich habe den Eindruck, dass da immer noch viel Unwissenheit existiert und, denke ich mittlerweile, auch ganz bewusst Lügen verbreitet werden. Also, dass man gegen bestimmte Lobbys nicht gegen an kann. Also zum Beispiel gegen die Fleisch- und Milchindustrie. Ich erlebe immer wieder, dass – sei es in irgendwelchen Fernsehberichten oder Gesundheitsmagazinen, oder auch so persönlich –, dass so Diätberaterinnen immer noch sagen, 1/4 Liter Milch, 100 g Käse und ein Becher Joghurt am Tag und ruhig zumindest Fisch, das ist Pflicht, aber auch ohne weiteres ein- bis zweimal die Woche Fleisch. Das finde ich völlig verrückt, weil es inzwischen echt Untersuchungen gibt, die das Gegenteil beweisen. Die beweisen, dass Veganer gesünder sind als Mischköstler und auch Vegetarier.*"

Konkrete Forderungen an die Pädagogik stellt auch Hans, indem er sagt: *„Und das müssen die auch mal kapieren, auch die Lehrer in der Schule müssen wissen, dass es auch Veganer gibt. Und ob die das nun sehen oder nicht. Ist schon schlimm genug, wenn sie das selber nicht so sehen. Aber sie müssen dann wenigstens auch mal Rücksicht nehmen auf solche Schüler. Das brauchte man vielleicht vor zehn Jahren noch nicht, aber mittlerweile gibt es nun mal auch Veganer."* Hans meint: *„Was die Schule betrifft, da müsste auf jeden Fall viel mehr laufen."*

Hans kritisiert darüber hinaus ebenfalls die Medien und meint: *„Die [Kinder] kriegen ja gerade in der Werbung so viel Scheiße vorgesetzt, da, dass die Kühe froh sind, wenn sie gegessen werden oder so ungefähr. So läuft das dann da teilweise. Das wird dann alles verharmlost: Die glücklichen Tiere in der Landwirtschaft. Und auch auf den Produkten, da wird das immer so viel mehr ... die Werbung hat das auch schon erkannt, wie man es macht. Und genau so müssten wir es im Grunde genommen auch machen. Dass man das den Kindern richtig verkauft, aber im Positiven, nicht, um sie zu indoktrinieren, sondern einfach aufzuklären. Entscheiden müssen sie es letzten Endes selbst. Aber sie müssen erstmal die Möglichkeit haben, sich zu entscheiden. Und das haben sie ja nicht. Sie werden von der Werbung verdummt. Und von den Eltern meistens auch noch."*

Anhand der vorgestellten Interviewstellen wurde deutlich gemacht, dass sich die Untersuchungsteilnehmer mehr Informationen und eine intensivere Aufklärung über einen veganen Lebensstil in der Gesellschaft wünschen. Pädagogische Forderungen an Schulen und Medien werden in diesem Zusammenhang besonders häufig genannt. Darüber hinaus wird die in den Medien oftmals einseitige Informationsvermittlung über den vermeintlich positiven gesundheitlichen Nutzen von Milchprodukten stark kritisiert.

3.1.11 Zusammenfassung der Ergebnisse der qualitativen Studie

Die Ergebnisse der qualitativen Studie zeigen, dass sich alle im Interview befragten Veganer vor ihrer Entscheidung zu einem veganen Lebensstil vegetarisch ernährt haben. Auslöser für diese vegetarische Ernährungsweise waren vor allem ethisch-moralische, gesundheitliche, ökologische und ökonomische Gründe. Den ersten Kontakt zu einer vegetarischen Lebensweise bekamen vielen Untersuchungsteilnehmer durch das soziale Umfeld (z. B. Freunde, Bekannte und Familienmitglieder) oder Medien (wie Bücher, Zeitschriften und Flyer).

Das Hauptmotiv für eine vegetarische und später vegane Lebensweise bestand vor allem in einem ethisch-moralischen Aspekt (wie das Mitleid mit den Tieren). Dieses Motiv hatte sich bei einigen Teilnehmern schon in der frühen Kindheit oder Jugend herausgebildet, obwohl die Hausschlachtung in vielen Primärfamilien zum Alltag gehörte. Der Entschluss für eine vegetarische Ernährungsweise wurde dabei selten vom sozialen Umfeld verstanden.

Bei der Entscheidung für einen veganen Lebensstil spielten neben den ethisch-moralischen, gesundheitlichen, ökologischen und ökonomischen Gründen auch religiöse Aspekte eine Rolle. Einen entscheidenden Einfluss auf die Entwicklung einer veganen Lebensweise übernahmen oftmals vegane Personen im sozialen Bezugsfeld.

Die häufigsten Reaktionen aus dem sozialen Umfeld waren allerdings von Unverständnis und Ausgrenzung geprägt. Trotzdem erreichte der Veganismus im Vergleich zur vorhergehenden vegetarischen Ernährungsweise einen sehr hohen Stellenwert im Leben der Studienteilnehmer. Viele der befragten Veganer räumen ein, dass sie sich zum Teil isoliert und oft zur Rechtfertigung ihres Lebensstils gedrängt fühlen. Ein Befragter verschweigt aus diesem Grund seiner Umwelt mitunter, dass er Veganer ist.

Das derzeit herrschende Negativimage von Veganern in der Gesellschaft wird zum Teil auch auf diese ablehnende Darstellung von Veganern in den Medien zurückgeführt.

Der ethisch-moralische Aspekt, der eine vorherrschende Rolle bei der Entscheidung und Fortführung eines veganen Lebensstils spielt, wird nach Aussagen der Befragten von der Umwelt selten akzeptiert. Dieses ethisch-moralische Motiv ist allerdings eine derart gewichtiges Argument für den veganen Lebensstil, dass die meisten befragten Veganer nicht bereit sind, ihren Lebensstil – trotz gegenläufiger gesellschaftlicher Wertevorstellungen – aufzugeben. Stattdessen fordern die Befragten eine stärkere Aufklärung und Information über den Veganismus und veganen Lebensstil durch Schulen, Kirchen und Medien. Eine große Hoffnung wird dabei in eine stärkere Vermittlung von ethisch-moralischen und gesundheitlichen Aspekte in der Gesellschaft gesetzt. Einige Befragte verweisen an dieser Stelle auf Zeitschriften aus dem Ausland, in denen dies bereits erfolgreich umgesetzt wurde.

Darüber hinaus wird von den befragten Veganern versucht, durch die eigene vegane Lebensweise eine Art Vorbildfunktion im sozialen Umfeld zu sein, um dadurch andere Menschen auf diesem Wege zum Nachdenken anzuregen. Wichtig ist in diesem Zusammenhang, dass die befragten Veganer ihre Lebensweise niemanden aufdrängen wollen. Sie sind angesichts der bestehenden Umstände erstaunlich tolerant und erwarten lediglich, dass die Gesellschaft ehrlich über den Umgang mit Tieren berichtet, so dass sich jeder eine eigene Meinung bilden kann.

3.2 Ergebnisse der quantitativen Studie

In den nachfolgenden Kapiteln werden die durch die Interviews gewonnenen Erkenntnisse durch die Ergebnisse der quantitativen Studie ergänzt. Die schriftliche Befragung setzt sich aus den Daten von 150 männlichen und weiblichen Veganern zusammen.[227] Diese kommen aus 13 verschiedenen Bundesländern in Deutschland und sind zwischen fünf[228] und 62 Jahren alt.

3.2.1 Demographische Daten

Abbildung 13 veranschaulicht die Altersverteilung der Studienteilnehmer: 46,3 % der 150 befragten Veganer sind zwischen 21 und 30 Jahre alt. 24,8 % sind zwischen 31 und 40 Jahre alt und 16,8 % sind bis zu 20 Jahre alt. 7,4 % der Befragten befinden sich im Alter von 41 bis 50 Jahren und 4,7 % sind 51 Jahre und älter. Das Durchschnittsalter der Befragten liegt bei 28,9 Jahren

Abb. 13: Alter

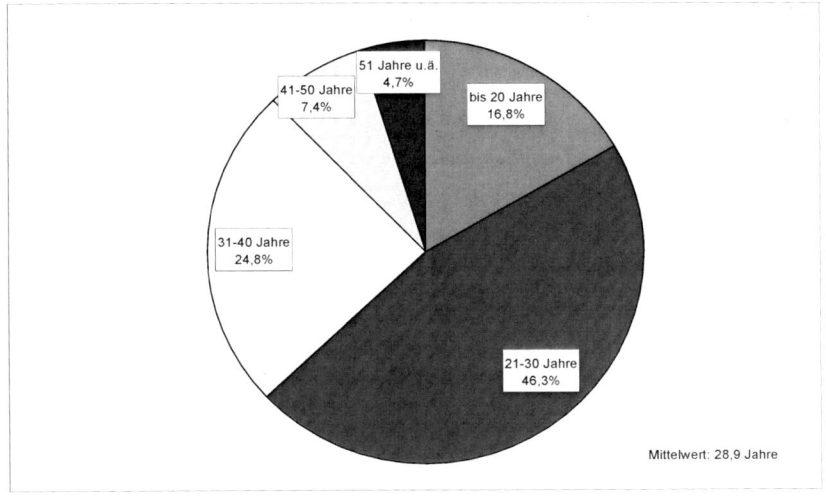

---

[227] Die Auswertungen basieren auf den Antworten der 150 befragten Veganer, abzüglich der jeweiligen Antwortverweigerungen von maximal 5 %
[228] Das Ausfüllen und die Zusendung des Fragebogens erfolgten hier durch die Eltern

Im Alter bis zu 20 Jahren setzt sich die Gruppe der Teilnehmer aus 24,4 % weiblichen und 8,5 % männlichen Befragten zusammen. Im Alter von 21 bis 30 Jahren gibt es 37,2 % Frauen und 56,3 % Männern. In den übrigen Altersgruppen sind nur geringe Unterschiede in der Verteilung der Geschlechter festzustellen. Die Gesamtstichprobe der quantitativen Erhebung besteht aus 52 % weiblichen und 48 % männlichen Teilnehmern.

Mehr als zwei Drittel der Untersuchungsteilnehmer verfügt über einen höheren Schulabschluss (Abbildung 14): 54,7 % haben (Fach-)Abitur, 23,3 % absolvierten die Real- oder Gesamtschule und 13,3 % besitzen einen (Fach-)Hochschulabschluss. Die übrigen Probanden verfügen zum Zeitpunkt der Befragung noch über keinen schulischen Abschluss und setzen sich zusammen aus Gymnasiasten, Hauptschülern, einem Grundschüler und einem Kindergartenkind. Die Zusammensetzung der Geschlechter ist in allen Kategorien nahezu gleich verteilt.

Abb. 14: Schulbildung

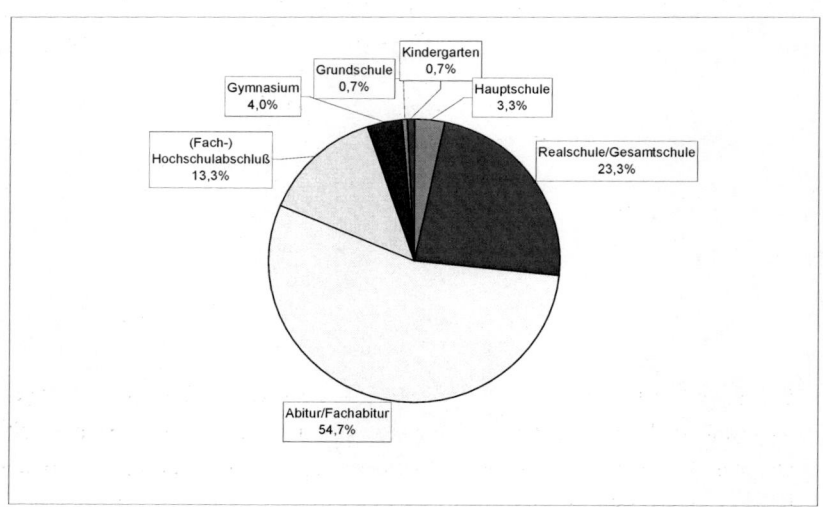

Abbildung 15 veranschaulicht die berufliche Tätigkeit der Studienteilnehmer: 26,8 % der befragten Veganer sind in einem Angestelltenverhältnis beschäftigt, 23,9 % sind Studierende. 12,7 % sind Selbstständige oder Freiberufler und jeweils 9,9 % sind (Um-)Schüler, Auszubildende oder Praktikanten. Die übrigen Befragten verteilen sich auf 6,3 % Arbeitslose, 4,9 % Hausfrauen, 3,5 % Beamte, Arbeiter, Zivildienstleistende und Rentner.

Der größte Anteil der Selbstständigen und Freiberufler liegt mit 50,0 % bei den 41- bis 50-Jährigen, während die meisten Angestellten mit 48,6 % und 40,0 % in den Altersgruppen der 31- bis 40-Jährigen und 41- bis 50-Jährigen zu finden sind.

Abb. 15: Berufliche Tätigkeit

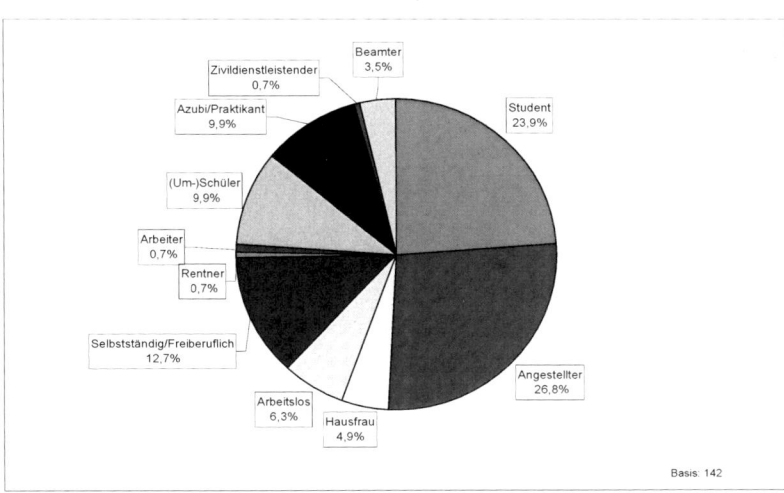

Die Studierenden sind mit 41,5 % in der Kategorie der 21- bis 30-Jährigen angesiedelt; die Hälfte der (Um-)Schüler ist mit 45,5 % unter 20 Jahre alt. Der Anteil der Hausfrauen und Beamten liegt mit jeweils 42,9 % in der Gruppe der über 50-Jährigen.

Die Mehrzahl der befragten Teilnehmer kommt mit 38,0 % aus Nordrhein-Westfalen, gefolgt von 15,3 % aus Baden-Württemberg und 14,0 % aus Bayern. 8,7 % haben ihren Wohnsitz in Hamburg, 6,0 % in Niedersachsen, 5,3 % in Schleswig-Holstein und 4,7 % in Hessen (Abbildung 16). Die übrigen Untersuchungsteilnehmer wohnen in Berlin, Bremen, Rheinland-Pfalz, Saarland, Sachsen und Sachsen-Anhalt. In der Erhebung gibt es keine Teilnehmer aus Brandenburg, Mecklenburg-Vorpommern oder Thüringen.

Abb. 16: Aufteilung nach Bundesländern

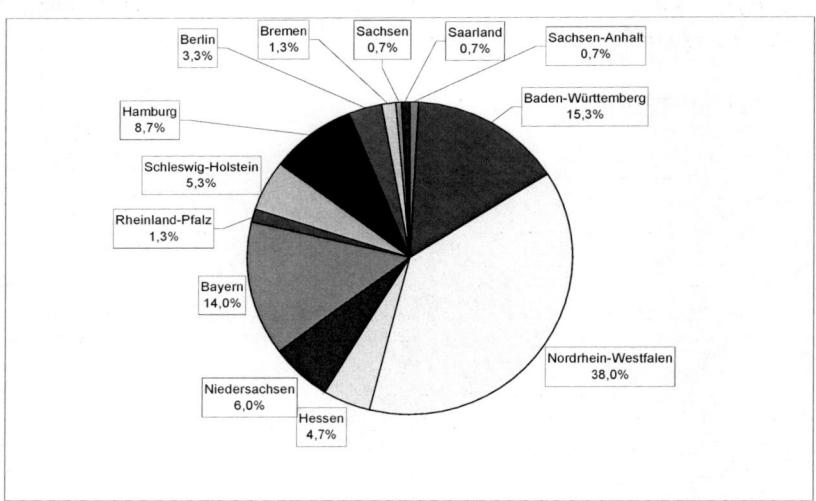

26,1 % der befragten Veganer kommen aus Regionen mit bis zu 50.000 Einwohnern, 30,3 % leben in Städten mit 250.000 bis 500.000 Einwohnern. Die Geschlechterverteilung ist in allen Bundesländern (mit Ausnahme von Hamburg) gleichmäßig verteilt.

3.2.2 Dauer des vegetarischen und veganen Lebensstils

Ein Großteil der Studienteilnehmer lebt erst seit kurzer Zeit vegan (Abbildung 17): 20,7 % leben bis zu zwölf Monaten vegan, 21,3 % sind seit einem Jahr vegan, 18,7 % führen seit zwei Jahren einen veganen Lebensstil und 12,7 % sind seit drei Jahren vegan. 16,7 % leben seit vier bis fünf Jahren vegan und 6,7 % seit sechs bis sieben Jahren. 2,0 % der Befragten sind seit acht bis neun Jahren vegan und 1,3 % der befragten Teilnehmer seit zehn Jahren und länger. Ein Großteil der weiblichen Befragten lebt mit 25,6 % seit weniger als zwölf Monaten vegan, und der größte Anteil der Männer lebt mit 22,2 % seit vier bis fünf Jahren vegan.

Abb. 17: Veganer Lebensstils seit ... Jahren

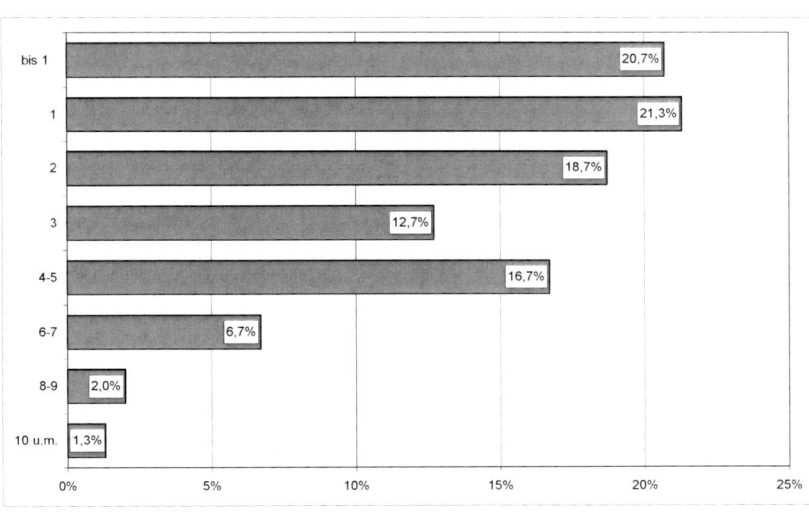

40,0 % der unter 20-Jährigen leben seit weniger als einem Jahr vegan und 57,1 % der über 50-Jährigen führen seit zwei Jahren einen veganen Lebensstil. 24,6 % der Teilnehmer zwischen 21 und 30 Jahren sind seit einem Jahr vegan und 24,3 % der 31- bis 40-Jährigen sind seit zwei Jahren vegan. Die 41- bis 50-Jährigen leben mit 27,3 % seit sechs bis sieben Jahren vegan.

Die Mehrheit der Teilnehmer ernährte sich vor ihrer veganen Lebensweise eine längere Zeit vegetarisch (Abbildung 18): 14,7 % ernährten sich vier bis fünf Jahre lang vegetarisch, jeweils 13,3 % bis zu einem Jahr, seit zwei Jahren und seit sechs bis sieben Jahren. 12 % ernährten sich drei Jahre lang vegetarisch, jeweils 10 % ein Jahr und zehn bis vierzehn Jahre. 6,7 % lebten jeweils acht bis neun Jahre und fünfzehn Jahre und länger vegetarisch. 24,3 % der 31- bis 40-Jährigen lebten zehn bis vierzehn Jahre lang vegetarisch, 27,3 % der 41- bis 50-Jährigen lebten seit sechs bis sieben Jahre und acht bis neun Jahre vegetarisch. Die über 50-Jährigen ernährten sich mit 42,9 % fünfzehn Jahre und länger vegetarisch.

Abb. 18: Dauer des Vegetarismus vor dem Veganismus in … Jahren

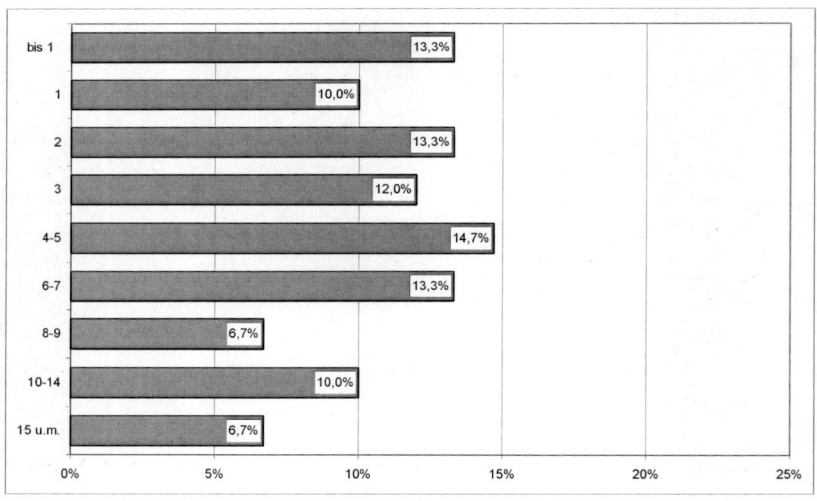

Die weiblichen Teilnehmer ernährten sich mit 16,7 % vier bis fünf Jahre lang vegetarisch, und die männlichen Veganer ernährten sich mit 18,1 % bis zu einem Jahr vegetarisch, bevor sie einen veganen Lebensstil begonnen haben.

3.2.3 Anzahl der Veganer im Bekanntenkreis

23,4 % der Studienteilnehmer nennen zehn bis 19 vegane Freunde oder Bekannte, und 19,3 % können 20 bis 29 vegane Freunde oder Bekannte nennen (Abbildung 19). 15,2 % der Befragten kennen vier bis sechs Veganer im sozialen Umfeld und 13,8 % kennen 30 bis 49 Veganer. 13,1 % nennen einen bis drei vegane Freunde oder Bekannte und 6,9 % nennen 50 und mehr vegane Freunde oder Bekannte. 8,3 % kennen keinen Veganer im Umfeld.

Abb. 19: Anzahl der Veganer im sozialen Umfeld

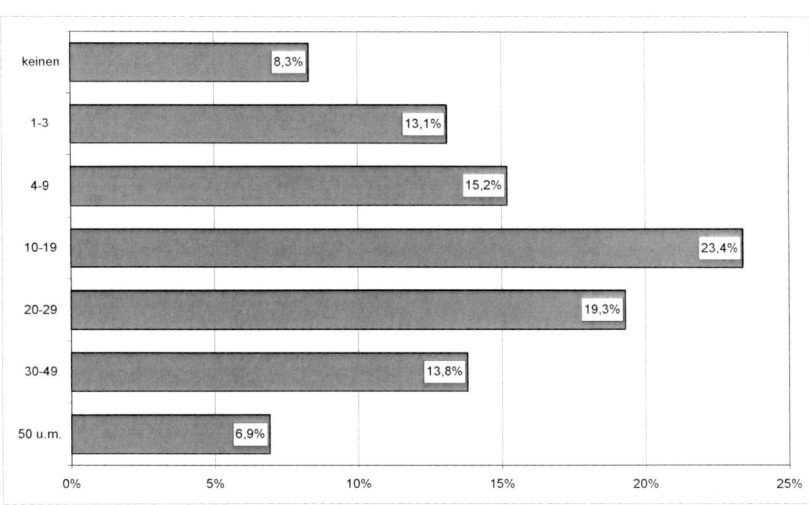

Die Gruppe der 41- bis 50-Jährigen kennt mit 27,3 % die wenigsten Veganer, während bei den über 50-Jährigen jeder Befragte mindestens einen veganen Bekannten nennt. 11,5 % der Studienteilnehmer, die seit weniger als zwei Jahren vegan leben, kennen keinen Veganer im sozialen Umfeld. Dies scheint sich mit der Dauer des veganen Lebensstils zu ändern, denn bereits nach zwei Jahren geben nur noch 6,0 % an, keine Veganer zu kennen.

3.2.4 Konsum- und Kaufverhalten

Obwohl die Eingangsfrage *„Lebst Du vegan?"* von allen Teilnehmern[229] bejaht wurde, verzichten nur 86,6 % der Befragten gänzlich auf den Konsum von Fleisch, Fisch und anderen Tierprodukten (Abbildung 20): 12,1 % meiden diese Produkte teilweise und 1,3 % meiden diese Produkte nicht. 85,2 % geben an, sich vegan zu ernähren, und 14,8 % geben an, sich teilweise vegan zu ernähren. Dieser Widerspruch mag darauf zurückzuführen sein, dass sich die Studienteilnehmer theoretisch für eine vegane Lebensweise entschieden haben, sich praktisch aber noch in einer Umstellungsphase (von einer vegetarischen Ernährung zu einem veganem Lebensstil) befinden.

Abb. 20: Konsumverhalten

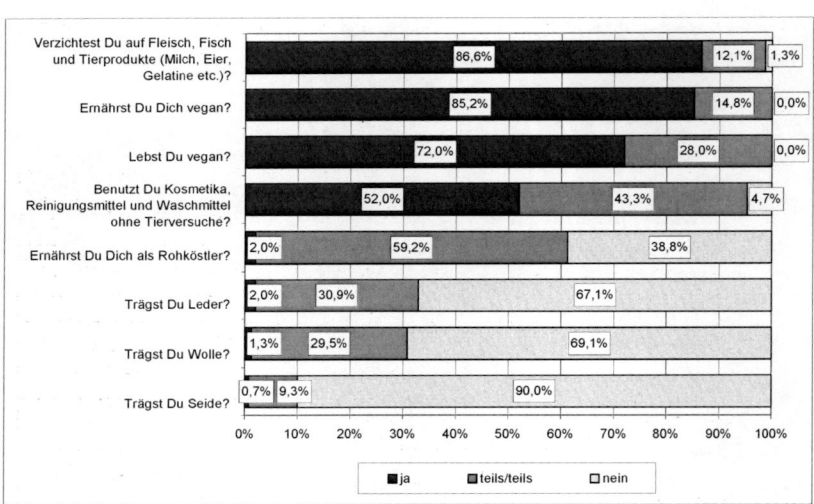

2,0 % der Untersuchungsteilnehmer nehmen ausschließlich pflanzliche Rohkost zu sich und 59,2 % praktizieren diese Ernährungsform teilweise. 72,0 % der Befragten bezeichnen ihre Lebensweise als vegan, 28,0 % können dem nur teilweise zustimmen.

---

[229] Es wurden alle Personen erfasst, sie sich selbst als vegan bezeichnet hatten

52,0 % der Teilnehmer verwenden ausschließlich Kosmetika, Reinigungs- und Waschmittel, die nicht im Tierversuch getestet wurden. 43,3 % verwenden teilweise diese Produkte und 4,7 % achten nicht darauf. 69,1 % der Befragten tragen keine Wolle, 29,5 % verzichten teilweise auf Wolle und 1,3 % tragen Wolle. Leder wird von 67,1 % der Befragten gemieden, 30,9 % verwenden Lederprodukte gelegentlich und 2,0 % regelmäßig.[230] 90,0 % verwenden keine Produkte aus Seide, 9,3 % verzichten teilweise darauf und 0,7 % verwenden Seide. Die Gruppe der über 40-Jährigen verzichtet zu 100 % auf dieses Produkt im Gegensatz zu der Gruppe der unter 20-Jährigen, in der 16 % der Befragten gelegentlich und 4 % regelmäßig Seide verwenden. Wie Abbildung 20 zeigt, verzichtet die Mehrheit der befragten Veganer auf den Konsum tierischer Produkte und ein Großteil verwendet auch keine im Tierversuch getesteten Erzeugnisse. Die Fokussierung auf tierproduktfreie Konsumartikel hat einen großen Einfluss auf das Kaufverhalten der Veganer.

Abb. 21: Kaufverhalten

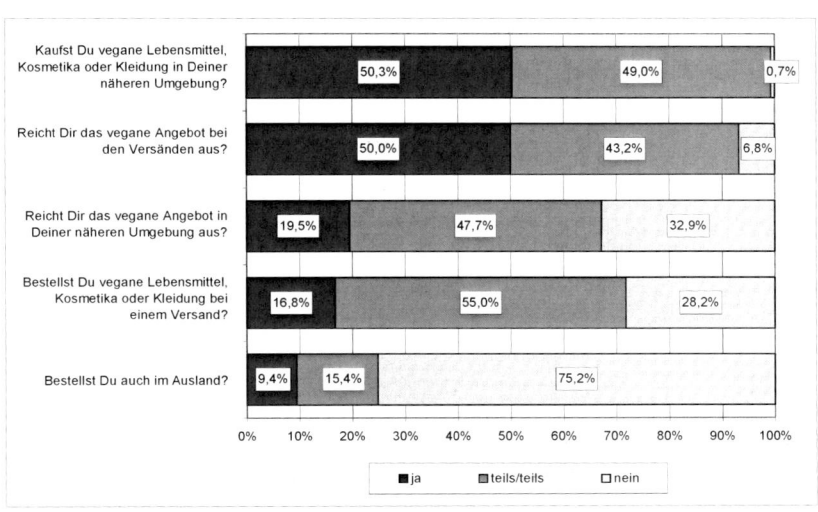

---

[230] Viele Befragte gaben an, nur noch ihre alte Bekleidung „aufzutragen" und sich anschließend keine neuen Produkte aus Leder mehr zu kaufen

50,3 % der befragten Veganer kaufen ihre veganen Lebensmittel, Kosmetika und Kleidung in der näheren Umgebung, 49,0 % der Befragten tun dies teilweise (Abbildung 21). 32,9 % der Befragten reicht das vegane Angebot in der näheren Umgebung nicht aus, 47,7 % der Teilnehmer reicht es teilweise aus und 19,5 % der Befragten sind mit dem regionalen Angebot zufrieden. 55,0 % der Teilnehmer bestellen Lebensmittel, Kosmetika und Kleidung teilweise bei veganen Versandgeschäften. 16,8 % der Befragten bestellen regelmäßig und 28,2 % der Teilnehmer bestellen nie bei einem veganen Versand. 50,0 % der Befragten reicht das Angebot bei veganen Versandgeschäften aus, 43,2 % der Teilnehmer reicht es teilweise aus und 6,8 % der Befragten reicht es nicht aus. 9,4 % der Veganer bestellen vegane Produkte im Ausland, 15,4 % tun dies gelegentlich und 75,2 % tun dies nie.

Abb. 22: Kaufverhalten von veganen Lebensmitteln

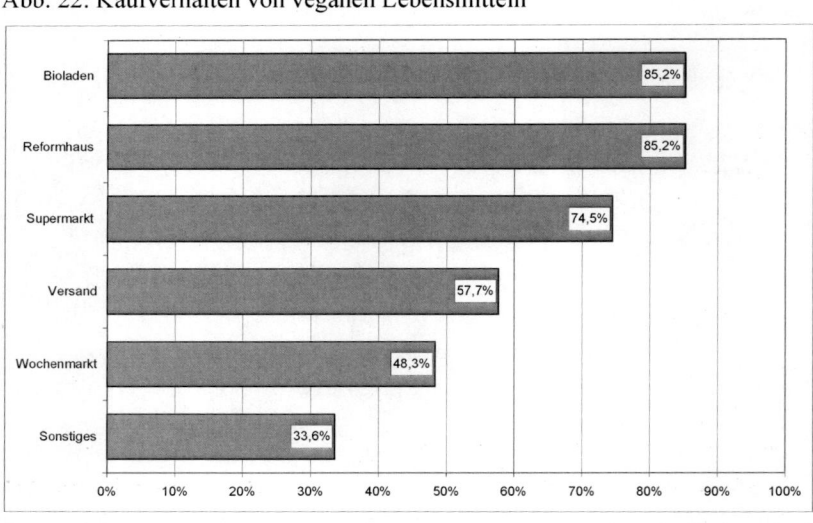

74,5 % der Studienteilnehmer kaufen ihre veganen Produkte im Supermarkt. 57,7 % der Befragten bestellen ihre Waren über einen speziellen Versand, 48,3 % der Teilnehmer kaufen auf dem regionalen Wochenmarkt und 33,6 % nennen „Sonstiges". Hierunter fallen Asia Shops, Türkische Läden, Food Cooperations, Gemüsefachhandel und spezielle vegane Läden vor Ort.

Abbildung 23 veranschaulicht, woher die Befragten ihre veganen Kosmetika und Reinigungsmittel beziehen: 55,6 % der Studienteilnehmer kaufen ihre Kosmetika und Reinigungsmittel in einem Bioladen, 53,5 % bei einem Versand, 34,0 % in einem Reformhaus und 18,1 % der Befragten kaufen diese Produkte in einem Supermarkt. 30,6 % der Studienteilnehmer geben „Sonstiges" an. Dazu gehören Geschäfte der Marke Body Shop, verschiedene vegane Läden, Naturkostläden, Food Cooperations und Kosmetikgeschäfte im regionalen Nahraum.

Abb. 23: Kaufverhalten bei Kosmetika und Reinigungsmitteln

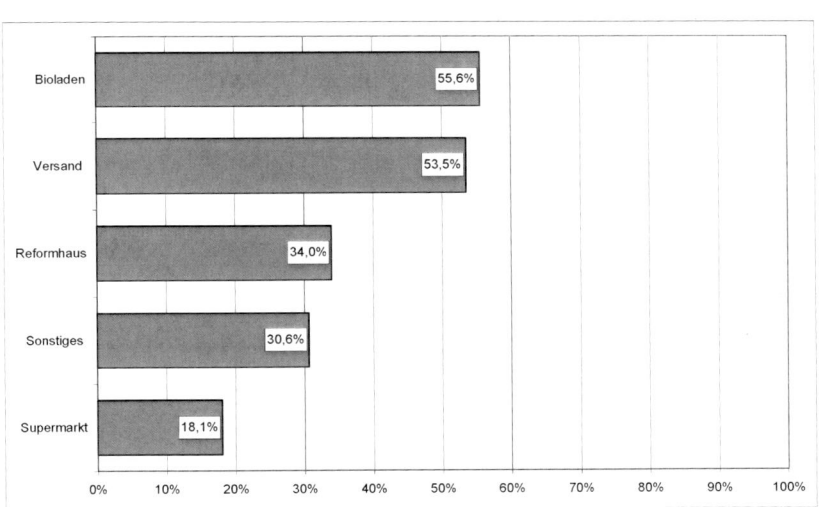

Ihre vegane Bekleidung (Abbildung 24) kaufen 81,3 % der Teilnehmer in herkömmlichen Kaufhäusern und 36,1 % der befragten Veganer bestellen sie bei einem Versandladen. 17,4 % der Befragten erwerben ihre Bekleidung bei ausländischen Kaufhäusern oder Versandgeschäften und 28,5 % der Studienteilnehmer geben „Sonstiges" an. Genannt werden an dieser Stelle Secondhand-Läden, Modefachgeschäfte, Flohmärkte, Versände und Naturkostläden.

Abb. 24: Kaufverhalten bei Bekleidung

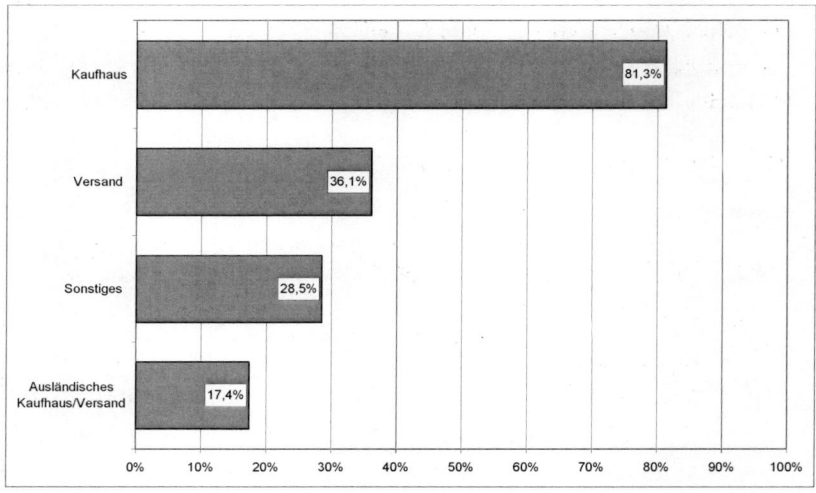

Zum Konsum- und Kaufverhalten der befragten Veganer lässt sich feststellen, dass die Mehrheit der Teilnehmer ein großes Beschaffungsproblem in ihrer Umgebung hat und deshalb bei veganen Versänden bestellt oder auf Geschäfte im Ausland (z. B. lederfreie Schuhe aus Großbritannien) ausweicht.

3.2.5 Gründe für den Veganismus

Nach den entscheidenden Gründen für ihren veganen Lebensstil gefragt (Abbildung 25), antworten 92,5 % der Teilnehmer mit ethischen Motiven. 35,4 % der Befragten nennen moralische Gründe, 21,1 % führen ökologische Argumente an und 15,0 % nennen gesundheitliche Motive. 12,9 % der Befragten nennen ökonomische Gründe, 4,1 % religiöse Motive und 12,9 % geben „Sonstiges" an. Hierunter fallen politisches Verständnis, Empathie, positive Erlebnisse mit Tieren, Schlüsselerlebnisse, Tierschutz und „Generelle Liebe zur Natur".

Alle 41- bis 50-Jährigen geben ein ethisches Motiv als entscheidenden Grund für den veganen Lebensstil an, während dies nur bei 97,3 % aus der Gruppe der 31- bis 40-Jährigen der Fall ist. Religiöse Motive spielen vor allem in der Gruppe der 41-bis 50-Jährigen eine Rolle, während es bei den unter 20-Jährigen und den über 50-Jährigen hierzu keine Nennung gibt.

Abb. 25: Gründe für den Veganismus

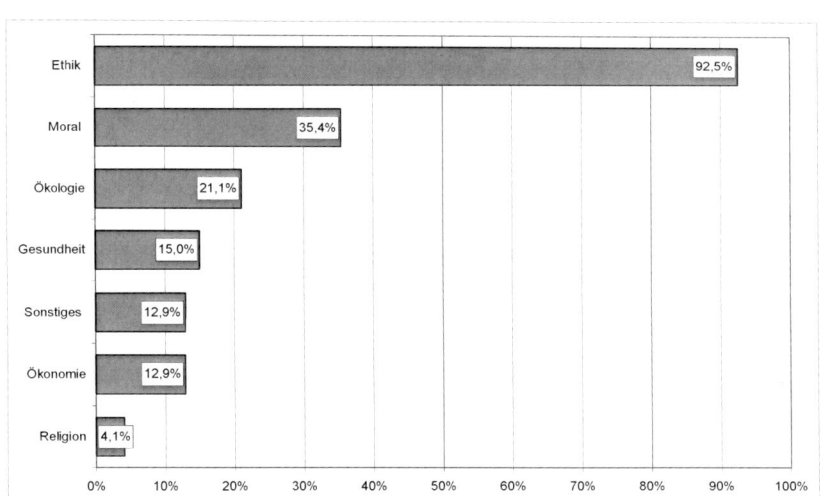

Die erste Konfrontation mit einer veganen Lebensweise erfolgte bei 56,5 % der Befragten durch Literatur oder Medien. 49,0 % der Studienteilnehmer gelangten durch Freunde oder Bekannte zum veganen Lebensstil, 8,2 % durch die Familie und 32,7 % der Befragten geben „Sonstiges" an (Abbildung 26). Genannt werden hier vor allem das eigene Nachdenken, die Hardcore- und Punk-Musik-Szene, Informationen aus dem Internet, Tierrechtsgruppen sowie Schlüsselerlebnisse. Die männlichen Befragten kamen mit 61,4 % und die weiblichen Befragten mit 37,7 % über Freunde oder Bekannte zum Veganismus. 13,0 % der weiblichen und 2,9 % der männlichen Teilnehmer nennen in diesem Zusammenhang ihre eigene Familie als auslösenden Faktor.

6: Auslösende Faktoren

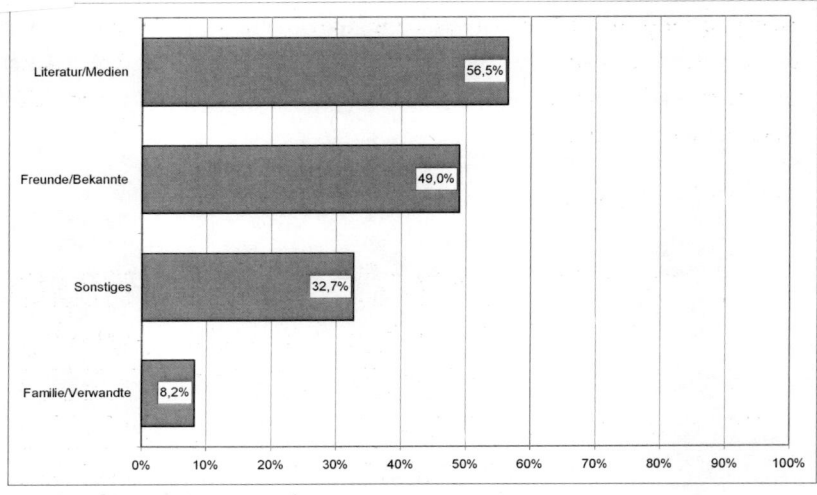

3.2.6 Soziale Akzeptanz

56,0 % der Teilnehmer werden in ihrer veganen Lebensweise von Freunden oder Bekannten akzeptiert. 42,7 % der Befragten fühlen sich teilweise akzeptiert und 1,3 % fühlen sich nicht akzeptiert. Von der eigenen Familie fühlen sich 53,7 % der Teilnehmer akzeptiert, 39,6 % der Befragten fühlen sich von ihrer Familie teilweise akzeptiert und 6,7 % erfahren nur eine geringe Akzeptanz. 24,2 % der Befragten nennen eine positive Veränderung im sozialen Umfeld, 43,0 % der Teilnehmer stimmen dem teilweise zu und 32,9 % bemerken keine positive Veränderung. Probleme in ihrem sozialen Umfeld nennen 20,0 % der Teilnehmer, 61,3 % haben teilweise Probleme und 18,7 % haben keine Probleme mit ihrem Umfeld (Abbildung 27). 15,4 % fühlen sich von ihrer Umwelt missverstanden, 67,1 % fühlen sich teilweise missverstanden und 17,4 % fühlen sich von ihrer Umwelt nicht missverstanden. Ausgegrenzt fühlen sich 12,2 % der Befragten, 51,4 % fühlen sich teilweise ausgegrenzt und 36,5 % fühlen sich nicht ausgegrenzt.

12,2 % der befragten Veganer haben durch ihre vegane Lebensweise Schwierigkeiten in Schule, Beruf oder Studium. 32,7 % haben teilweise Schwierigkeiten und 55,1 % haben keine. Eine negative Veränderung durch den veganen Lebensstil im sozialen Umfeld empfinden 4,7 % der Teilnehmer. 41,6 % stimmen dem teilweise zu und 53,7 % der Befragten können keine Verschlechterung feststellen.

Abb. 27: Soziale Akzeptanz

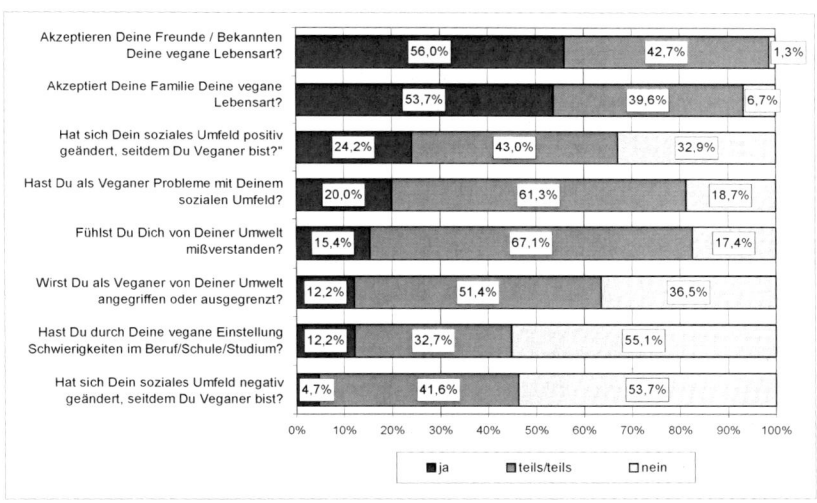

Schwierigkeiten im sozialen Umfeld geben 26,4 % der männlichen Befragten an. Vor allem die Altersgruppe der 31- bis 40-Jährigen ist mit 29,7 % von Schwierigkeiten betroffen, aber auch 18,2 % der befragten Veganer aus der Gruppe der 41- bis 50-Jährigen stimmen der Frage nach einer negativen Veränderungen im sozialen Umfeld zu. Einer positiven Veränderung im sozialen Umfeld können nur 24,2 % der Befragten zustimmen. Von ihrer Familie akzeptiert fühlen sich 59,7 % der weiblichen und 47,2 % der männlichen Studienteilnehmer.

Mit der zunehmenden Dauer einer veganen Lebensweise scheint die Akzeptanz durch die Familie zu steigen. Nur 40,3 % der Teilnehmer, die seit weniger als zwei Jahren vegan leben, werden von ihrer Familie akzeptiert, während 63,2 % der befragten Veganer, die länger als zwei Jahre vegan leben, von einer Akzeptanz durch die Familie berichten. 64,0 % der befragten Veganer aus der Gruppe der unter 20-Jährigen fühlen sich sowohl von ihrer Familie als auch von ihren Freunden und Bekannten mit 68,0 % akzeptiert.

Die Akzeptanz durch die Familie ist in den verschiedenen Altersgruppen gleich verteilt, wobei die Akzeptanz durch Freunde oder Bekannte mit steigendem Alter der befragten Veganer abnimmt. Fühlt sich die Gruppe der 41- bis 50-Jährigen noch mit 36,4 % akzeptiert, so sinkt diese Akzeptanz bei den über 50-Jährigen auf 28,6 %. Trotzdem fühlen sich die über 50-Jährigen mit 42,9 % am wenigsten von ihrer Umwelt missverstanden. Die Gruppe der unter 20-Jährigen und die Gruppe der 21 bis 30-Jährigen scheinen sich mit 72,0 % bzw. 78,3 % nicht sicher zu sein, ob sie sich missverstanden fühlen oder nicht, und geben teils/teils an.

Von der Umwelt aufgrund der veganen Lebensweise unverstanden oder ausgegrenzt fühlen sich 16,9 % der weiblichen Befragten und 7,0 % der männlichen Befragten. Am stärksten ausgegrenzt fühlt sich die Gruppe der 31- bis 40-Jährigen. Weniger betroffen fühlt sich mit 7,1 % die Gruppe der über 50-Jährigen und mit 68,0 % die Gruppe der unter 20-Jährigen.

Die weiblichen Studienteilnehmer erleben sich hinsichtlich ihrer veganen Lebensweise weniger stark akzeptiert als die männlichen Studienteilnehmer. Die unter 20-Jährigen und über 50-Jährigen fühlen sich weniger sozial beeinträchtigt als die anderen Altersgruppen. Dies hängt möglicherweise damit zusammen, dass diese Altersgruppen nicht so stark im Arbeitsleben integriert sind und dementsprechend einem geringeren sozialen Druck ausgesetzt sind, als die anderen Altergruppen.

3.2.7 Grundsätzliche Eindrücke

Gefragt nach dem Stellenwert des Veganismus geben 15,5 % der Befragten an, dass der Veganismus das Wichtigste in ihrem Leben ist (Abbildung 28). 46,6 % der Befragten stimmen dem zum Teil zu und 37,8 % betrachten den Veganismus nicht als das Wichtigste in ihrem Leben.

Abb. 28: Stellenwert des Veganismus

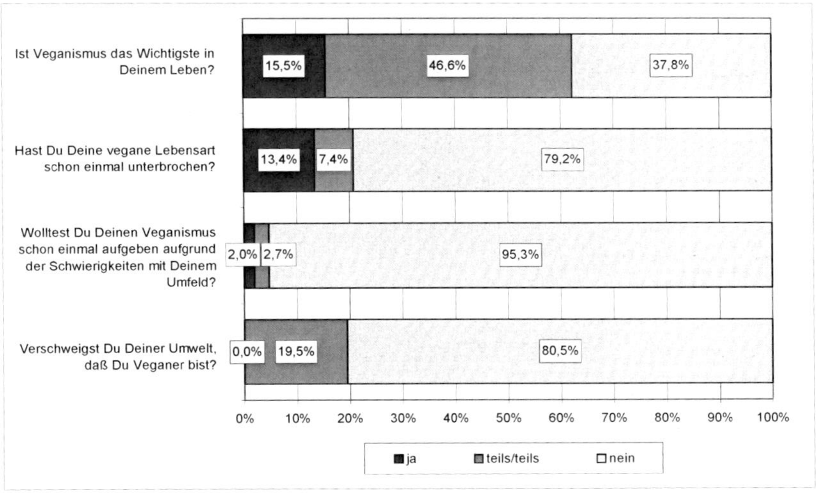

13,4 % der Teilnehmer haben ihre vegane Lebensweise schon einmal unterbrochen, 7,4 % der Befragten haben die Lebensweise teilweise unterbrochen. 2,0 % der Teilnehmer wollten den veganen Lebensstil aufgrund von Schwierigkeiten im Umfeld schon einmal aufgeben, 2,7 % der Befragten denken gelegentlich darüber nach und 95,3 % stellten den veganen Lebensstil nicht in Frage. Aufgrund der Schwierigkeiten im sozialen Umfeld haben 9,1 % aus der Gruppe der 41- bis 50-Jährigen schon einmal daran gedacht, die vegane Lebensweise zu unterbrechen, während die über 50-Jährigen diesen Gedanken noch nie hatten. 19,5 % der Studienteilnehmer verschweigen ihre Lebensweise gelegentlich und 80,5 % der Befragten verschweigen ihre vegane Lebensweise nie.

Für 18,2 % der weiblichen Teilnehmer und 12,7 % der männlichen Befragten ist der Veganismus das Wichtigste in ihrem Leben. Für die Gruppe der unter 20-Jährigen und die Gruppe der über 50-Jährigen ist der vegane Lebensstil mit 29,2 % bzw. 28,6 % das Wichtigste im Leben.

20,7 % der Befragten, die seit mehr als zwei Jahren vegan leben, verschweigen ihrer Umwelt teilweise ihre vegane Lebensweise. Die Studienteilnehmer, die seit weniger als zwei Jahren vegan leben, tun dies mit 17,7 %.

Abb. 29: Pädagogik und Gesellschaft

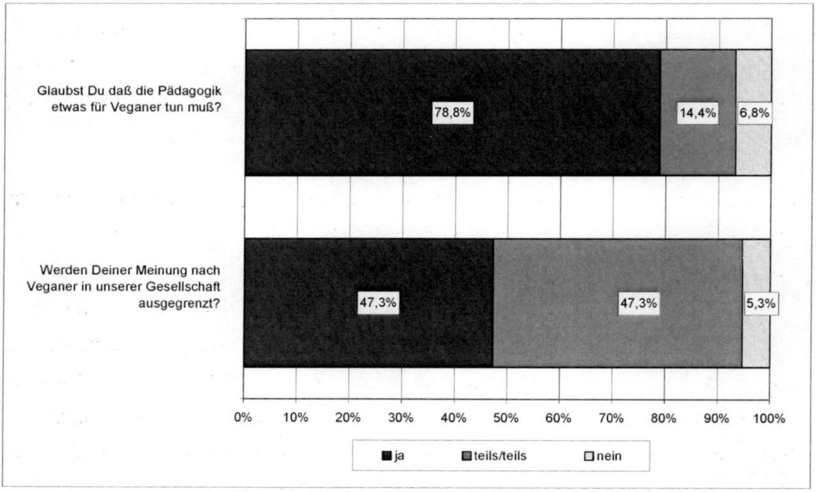

Frage	ja	teils/teils	nein
Glaubst Du daß die Pädagogik etwas für Veganer tun muß?	78,8%	14,4%	6,8%
Werden Deiner Meinung nach Veganer in unserer Gesellschaft ausgegrenzt?	47,3%	47,3%	5,3%

47,3 % der Teilnehmer sind der Meinung, dass Veganer von der Gesellschaft ausgegrenzt werden (Abbildung 29). 47,3 % der Befragten meinen, dass Veganer teilweise von der Gesellschaft ausgegrenzt werden und 5,3 % finden nicht, dass Veganer von der Gesellschaft ausgegrenzt werden.

78,8 % der Befragten glauben, dass die Pädagogik etwas für Veganer tun muss. 14,4 % der befragten Veganer glauben dies teilweise und 6,8 % sind nicht der Meinung, dass die Pädagogik etwas für Veganer tun muss.

3.2.8 Zusammenfassung der Ergebnisse der quantitativen Studie

Die quantitativen Ergebnisse weisen darauf hin, dass die Mehrheit der befragten Veganer zwischen 21 und 40 Jahre alt ist und zu gleichen Teilen aus Frauen und Männern besteht. Der überwiegende Teil der untersuchten Veganer verfügt über einen höheren Schulabschluss und befindet sich in einem Angestelltenverhältnis oder ist Studierender.

Die Lebensweise der befragten Veganer lässt sich unter dem Begriff eines „Veganen Lebensstils" zusammenfassen, der wesentlich in einer Ablehnung tierischer Produkte, einer Ablehnung der Ausbeutung von Tieren, einer Entwicklung von Strukturen und Formen zur Aufrechterhaltung eines veganen Lebensstils und einer eigenen Sprache mit Symbolen besteht. Der größte Teil der befragten Veganer lebt seit ein bis zwei Jahren vegan und ernährte sich davor durchschnittlich fünf Jahre lang vegetarisch.

Die Untersuchungsteilnehmer leben vorwiegend in den alten Bundesländern. 30,3 % der Veganer lebt in Gebieten mit 250.000 bis 500.000 Einwohner, 26,1 % leben in Orten mit bis zu 50.000 Einwohnern. Aus der Gruppe der unter 20-Jährigen kommen 33,3 % aus Städten mit über 1.000.000 Einwohnern. 33,3 % aus der Gruppe der über 50-Jährigen kommen aus Gebieten mit einer Einwohnerzahl von unter 50.000. Die Größe der Wohnstädte scheint keinen Einfluss auf die Anzahl der veganen Kontakte im Bekanntenkreis zu haben; es werden im Durchschnitt 18 vegane Freunde oder Bekannte genannt.

Obwohl sich zu Beginn der Untersuchung alle befragten Personen als „vegan lebend" bezeichnet hatten, deuten die Daten darauf hin, dass nicht alle Befragten in der Praxis einen veganen Lebensstil ausüben. Nur 72 % der Studienteilnehmer geben an, vegan zu leben und 28 % der Befragten geben an, teilweise vegan zu leben. 85 % der Teilnehmer ernähren sich vegan und 14,8 % ernähren sich teilweise vegan.

Als ausschlaggebende Gründe für ihren veganen Lebensstil nennen 92 % der Befragten ethische Gründe, gefolgt von moralischen und ökologischen Motiven. Gesundheitliche und religiöse Gründe für einen veganen Lebensstil spielen in dieser Untersuchung eher eine untergeordnete Rolle.[231]

Die erste Konfrontation mit dem Veganismus erfolgte bei den Untersuchungsteilnehmern durch Literatur, Medien, Freunde oder Bekannte. Jeder zweite Veganer nennt Schwierigkeiten in seinem sozialen Umfeld und fühlt sich missverstanden. Die Hälfte der Untersuchungsteilnehmer fühlt sich von der Umwelt ausgegrenzt und nennt Schwierigkeiten in Beruf, Schule oder Studium. Darüber hinaus berichtet die Hälfte der Veganer über eine negative Veränderung im sozialen Umfeld.

Obwohl mehr als die Hälfte der Studienteilnehmer angibt, dass der Veganismus in ihrem Leben eine große Rolle spielt, verschweigt ein Drittel der Befragten seiner Umwelt manchmal seine vegane Lebensweise. Dieses Verhalten ist möglicherweise dadurch zu erklären, dass die Mehrheit der Befragten glaubt, dass Veganer in unserer Gesellschaft ausgegrenzt werden. Dieser Einschätzung stimmt jeder zweite Befragte teilweise zu, und 78 % der Studienteilnehmer glaubt, dass die Pädagogik etwas für die Akzeptanz von Veganer in der Gesellschaft tun muss.

Für die quantitative Studie lässt sich zusammenfassend festhalten, dass die untersuchten Veganer Schwierigkeiten bei der Umsetzung ihres veganen Lebensstils haben und sich von ihrem sozialen Umfeld nur zum Teil akzeptiert fühlen. Trotz vielfältiger gesellschaftlicher Kontroversen sind sie aber von den Vorzügen und der Richtigkeit einer veganen Lebensweise überzeugt und nehmen Einschränkungen und Probleme in Kauf.

---

[231] Vgl. hierzu Kapitel 2.4 in dieser Arbeit

4. Zusammenfassung und Diskussion

Wie in der Einleitung bereits erwähnt wurde, lehnen ca. 20 Millionen der Bundesbürger das Töten von Tieren zur Gewinnung von Lebensmitteln und Bekleidung ab. Tatsächlich praktizieren aber nur ca. 230.000 Menschen in Deutschland eine vegane Lebensweise. Warum so viele Menschen theoretisch einen veganen Lebensstil befürworten, ihn tatsächlich aber nur wenige leben, kann im Rahmen dieser Arbeit nicht geklärt werden. Ein möglicher Grund könnte aber die Stigmatisierung dieser Lebensweise in der Gesellschaft sein.

Wie die Historie des Veganismus zeigt, hat der vegane Lebensstil eine lange Tradition und beinhaltet unterschiedliche Motive. Zumeist stehen ethisch-moralische Aspekte im Vordergrund, die durch das ein Mitgefühl bzw. dem Mitleid mit dem Tier begründet sind. Ethisch-moralisch motivierte Veganer unterscheiden nicht zwischen der Leidensfähigkeit von Mensch (menschlichem Tier) und Tier (nichtmenschlichem Tier) und fordern eine Gleichbehandlung aller Lebewesen, bei der Schmerz und Leid zu vermeiden sind.

Die Achtung vor dem menschlichen Leben ist oft eng verknüpft mit den ökologischen und ökonomischen Gründen für einen veganen Lebensstil. Durch den Verzicht tierischer Produkte soll der Zerstörung des Regenwaldes, Überweidung, Desertifikation, Überdüngung, Pestizid-Boom, Saurem Regen, Überfischung, Treibhauseffekt und dem Hunger in der Dritten Welt entgegengewirkt werden. Daneben existieren gesundheitliche Aspekte, die Argumente für einen veganen Lebensstil liefern. Die gesundheitlichen Vorteile bestehen darin, dass durch eine rein pflanzliche Ernährung verschiedene Risiken, die für die Entstehung von Zivilisationskrankheiten wie Adipositas, Arteriosklerose, Herz-Kreislauf-Erkrankungen, Krebserkrankungen, Gicht und Osteoporose gesenkt, sowie bestehende Krankheitsleiden positiv beeinflusst werden können. Darüber hinaus gibt es noch religiöse Gründe für die Entscheidung und Aufrechterhaltung einer veganen Lebensweise, die in dieser Untersuchung aber eher eine untergeordnete Rolle spielen.

Die Resultate aus der schriftlichen und mündlichen Befragung weisen darauf hin, dass ein veganer Lebensstil in Deutschland hauptsächlich von Menschen zwischen 21 und 40 Jahren praktiziert wird. Diese verfügen meist über einen höheren Schulabschluss und bezeichnen sich selbst als vegan in dem Sinne, dass sie alle vom Tier stammenden Produkte ablehnen. Die Mehrheit der Untersuchungsteilnehmer lebt seit maximal 12 Monaten vegan und ernährte sich davor durchschnittlich fünf Jahre lang vegetarisch.

Die Beweggründe für einen veganen Lebensstil werden vom sozialen Umfeld der befragten Veganer selten akzeptiert, so dass sich die Mehrheit der Studienteilnehmer sozial ausgegrenzt fühlt. Eine daraus entstehende Isolierung kann zu Problemen in Schule, Studium, Beruf sowie im Freundes- und Familienkreis führen. Um mögliche Konflikte zu vermeiden, verschweigt ein Drittel der Befragten dem Umfeld gelegentlich die vegane Lebensweise und bezeichnet sich lediglich als Vegetarier. Dies geschieht, obwohl die Befragten vegan leben und der Veganismus einen sehr hohen Stellenwert in ihrem Leben einnimmt.

Neben der mangelnden Akzeptanz in der Gesellschaft werden oft Schwierigkeiten bezüglich der Verfügbarkeit von veganen Nahrungsmitteln, tierversuchsfreier Kosmetik und lederfreien Schuhen genannt. Häufig ist das vegane Angebot in der näheren Umgebung sehr begrenzt, so dass mehr als die Hälfte der Befragten auf Versandgeschäfte im In- und Ausland ausweicht.

Die Gesellschaft scheint Veganern gegenüber eher ablehnend eingestellt zu sein, was auf eine mangelnde Aufklärung und Bildung zurückgeführt werden kann. Eine objektive Aufklärung über die vielfältigen positiven Aspekte einer veganen Ernährungsweise und den realen Verhältnissen der Tierhaltung und Fleischproduktion findet nicht statt. So wird in einigen Unterrichtsmaterialien[232], die von diversen Firmen gesponsert wurden, indirekt Werbung für landwirtschaftliche Produkte (z. B. Kuhmilch) betrieben.[233]

---

[232] Es existieren Partnerschaften zwischen Lebensmittelkonzerne und Schulen, in denen diese Lehrbücher sponsern und dadurch gezielt Unterrichtsinhalte steuern können
[233] Vgl. Holland-Leitz 2005

Heranwachsende werden in der Regel so sozialisiert, dass sie hinsichtlich ihrer „Haustiere" Verantwortung übernehmen sollen und gegenüber „Nutztieren" Gleichgültigkeit zeigen müssen. Auf der einen Seite werden Kinder und Jugendliche dazu angeleitet, ihren Haustieren (z. B. Hunde) gegenüber rücksichtsvoll zu handeln, da es sich um fühlende Lebewesen handelt. Auf der anderen Seite wird das Töten von fühlenden Tieren als sportliche Aktivität (wie beim Angeln) oder der Konsum von fühlenden Tieren als Nahrungsprodukte (z. B. Schweine) verharmlost und als legitime Normalität vorgelebt. Eine Erklärung dieses widersprüchlichen Verhaltens findet zumeist nicht statt. Wie aber erklären sich Kinder und Heranwachsende diese ungleiche Behandlung von Tieren, den Unterschied zwischen den so genannten Haustieren und Nutztieren? Wie verarbeiten sie diese widersprüchlichen moralischen Maßstäbe? Ob und wie Kinder diese Doppelmoral verstehen, schien bisher eine nicht diskutierte Frage zu sein, die einer genaueren Untersuchung bedarf. Nach Kaplan ist es *„praktisch und psychologisch [...] unmöglich, in seinem Interesse an nichtmenschlichen Lebewesen konsequent zu sein, während man fortfährt, sie zum Abendessen zu verspeisen".*[234] Bei Kindern und Jugendlichen entsteht also möglicherweise hinsichtlich des Umgangs mit Tieren in unserer Kultur eine große Irritation, die durch pädagogische Interventionen aufgefangen und bearbeitet werden sollte: Im Absatz 1 des Artikels 7 der Verfassung Nordrhein-Westfalens wird ausdrücklich eine Erziehung zum sozialen Handeln gefordert: *„Achtung vor der Würde des Menschen und Bereitschaft zum sozialen Handeln zu wecken, ist vornehmstes Ziel der Erziehung."*[235] Eine Auseinandersetzung mit dem Vegetarismus oder Veganismus bietet eine gute Möglichkeit, dieser Forderung nachzukommen, indem die Themen Tierschutz, Vegetarismus und Veganismus seitens der Pädagogik aufgegriffen und diskutiert werden. Die schulische Bildung muss dabei an der Lebenswirklichkeit der Kinder und Jugendlichen ansetzen, damit eine tatsächliche Wertediskussion zum Umgang mit Tieren in unserer Gesellschaft stattfinden kann.[236]

---

[234] Kaplan 1993, S. 98
[235] Kultusministerium des Landes Nordrhein-Westfalens 1992, S. 11
[236] Vgl. hierzu auch Kapitel 1.3 dieser Arbeit

Aufgabe und Ziel einer modernen und aufklärenden Erziehung sollte es sein, Kindern und Jugendlichen in der Schulen ein echtes Abbild der Realität zu vermitteln, um ihnen die Möglichkeit zu geben, eigene Entscheidungen, Überlegungen und Lebensstile entwickeln zu können: „*Erziehung ist nicht nur ein Akt der Lebenssicherung einer Gesellschaft. Die Notwendigkeit, eine Generation, die keine Lebenserfahrung und keine Erinnerung hat, in eine Welt einzuführen, wie sie ist, ohne sie der Welt zu unterwerfen, wie sie ist, veranlasst die Erwachsenen, sich über sich selbst klar zu werden: was sie von ihren Lebensformen, Erkenntnissen und Institutionen für gut und der Weitergabe für wert halten und was nicht. Erziehung ist also für die herrschende Generation so wichtig wie für die kommende.*"[237]

Ein wichtiger Aspekt in der Herausbildung von Identität und Lebensstil ist dabei das Bedürfnis nach Anerkennung: „*Eine Ideologie, die die 'Identität' mit einer 'Weltanschauung' verknüpft, stellt [...] eine notwendige Voraussetzung der adoleszenten Entwicklung dar, da diese als Wechsel der Generationen auch eine neue Synthese von Vergangenheit und Zukunft mit sich bringen müsse.*"[238]

Um potentielle Vegetarier und Veganer bei der Entwicklung und Umsetzung ihrer selbst gewählten Lebensstile zu unterstützen, ist eine pädagogische Vermittlung notwendig. Dies gilt insbesondere für Kindergärten, Schulen, Hochschulen, Jugendzentren, Einrichtungen der Erwachsenenbildung und Gesundheitswesen. Es ist dringend angezeigt, Kinderbücher neu zu konzipieren, um den traditionellen Umgang mit Tieren – der meist nicht in beschaulicher bäuerlicher Idylle stattfindet – in unserer Gesellschaft zu hinterfragen. Kinder und Jugendliche sollten – insbesondere in einer Zeit des drohenden Moral- und Werteverfalls – für altruistische Themen wie dem Thema Tierschutz sensibilisiert werden. Darüber hinaus sollten sich speziell die Medien über eine realitätsnahe Darstellung vom Umgang mit Tieren bemühen und keine zusätzlichen Verzerrungen der Realität anbieten.

---

[237] Vgl. von Hentig 1993, S. 219 und Kapitel 1.3 in dieser Arbeit
[238] Erikson zit. nach Schweitzer 1985, S. 44

4.1 Kinderbücher

Die Aufzucht, Haltung und Tötung von so genannten Nutztieren geschieht oftmals im Verborgenen und Kinder werden in der Regel von diesem Vorgang fern gehalten. Mit Verleugnung und unrealistischer Abbildung der Wirklichkeit verwehrt man ihnen das Recht auf Aufklärung und somit auf die Bildung eigener Wertvorstellungen. Dies ist laut Singer falsch, da insbesondere Kinder noch offen sind für dieses Thema, denn sie *„empfinden [...] eine natürliche Zuneigung zu Tieren, und unsere Gesellschaft ermutigt sie, mit Tieren wie Hunden und Katzen [...] liebevoll umzugehen."*[239] Singer fügt hinzu: *„Was die Einstellung von Kindern zu Tieren betrifft, herrscht zumindest oberflächlich ungetrübte Freude und Freundlichkeit."*[240]

Die jeweilige Bedeutung, die Tiere für Kinder einnehmen kann, ist immer abhängig von deren Alter und der individuellen Persönlichkeit. Irgendwann aber tritt bei jedem Menschen zwangsläufig die Frage auf: *„Was ist mit den Tieren, die wir essen?"* Singer zufolge besteht die übliche Antwort auf diese problematische Frage in seiner Umgehung: *„Die Zuneigung des Kindes wird auf Tiere gelenkt, die nicht gegessen werden: Hunde, Katzen und andere Haustiere. [...] Kuscheltiere sind kaum jemals Kühe oder Schweine, sondern eher [...] Bären oder Löwen. Wenn landwirtschaftliche Tiere in Bilderbüchern, Geschichten oder Kindersendungen im Fernsehen erwähnt werden, wird aus der Umgehung des Problems jedoch ein bewußter Versuch, die Kinder über die wahre Natur moderner landwirtschaftlicher Betriebe zu täuschen, und sie vor der Wirklichkeit [...] abzuschirmen."*[241]

Die meisten Bücher für Kinder verharmlosen oder verschweigen die tatsächliche Realität einer landwirtschaftlichen Nutztierhaltung. Stattdessen wird eine realitätsferne heile und romantische bäuerliche Welt vorgetäuscht, wie es in dem Beispiel in Abbildung 30 zu erkennen ist.

---

[239] Singer 1996, S. 344
[240] Singer 1996, S. 345
[241] Singer 1996, S. 345 f

Abb. 30: Pestalozzi 1995, S. 3

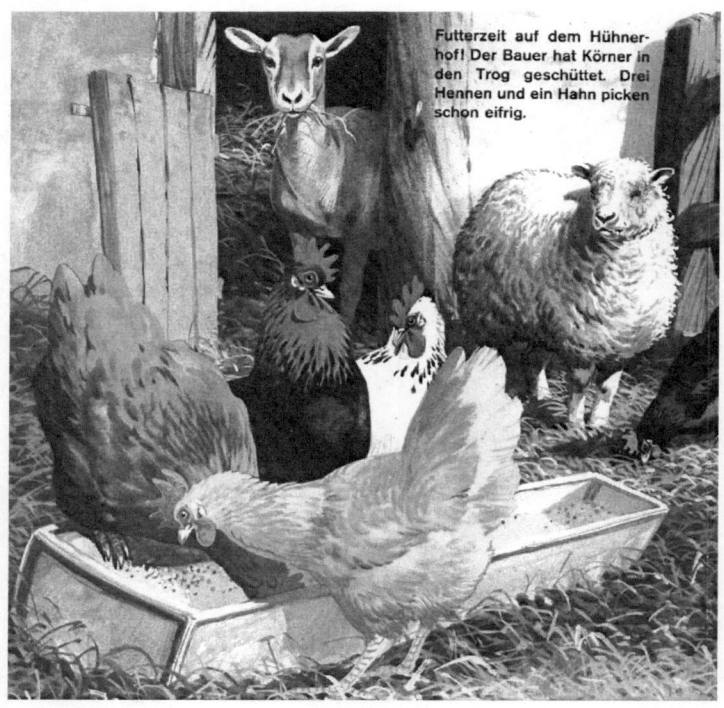

In der Illustration laufen die Tiere vergnügt durcheinander und der Text lässt wissen, dass sie schon „eifrig picken". Bei einer solchen Lektüre überrascht es nicht, dass Kinder in dem Glauben aufwachsen, dass Tiere – auch wenn sie sterben müssen, um den Mensch mit Nahrung zu versorgen – bis dahin ein glückliches Leben geführt haben. Es wird den Kindern der Eindruck vermittelt, es gehe den Tieren auf dem Bauernhof gut und sie seien zufrieden. Vom Schlachtvorgang und der Massentierhaltung erfahren die Kinder hier nichts und werden damit in ihrer ethisch-moralischen Auffassungsgabe enorm unterschätzt, denn *„sobald sie in der Lage sind, in ersten Ansätzen moralisch zu denken, leuchtet ihnen ja ein, dass sich die grundlegenden Bedürfnisse von Tieren nicht sonderlich von menschlichen unterscheiden."*[242]

---

[242] Singer 1996, S. 350

Um Kindern einen unverfälschten Einblick in die Realität zu ermöglichen, sollten naturgetreuere Tiergeschichten geschaffen werden, auch wenn „*Grausamkeit [...] nicht gerade ein ideales Thema für Kindergeschichten [darstellt]. Es sollte aber möglich sein, Bilderbücher und Geschichten zu schaffen, die die grausamsten Einzelheiten vermeiden und dennoch Kinder ermutigen, Tiere weniger als niedliche Objekte für unser Vergnügen oder für unseren Tisch zu sehen, sondern als unabhängige Lebewesen zu achten, und mit zunehmendem Alter können Kinder darauf aufmerksam gemacht werden, daß die meisten Tiere unter ziemlich unerfreulichen Bedingungen leben.*"[243]

Abbildung 31 zeigt ein gelungenes Beispiel aus einem Buch, das von einem Osterhasen handelt, der von dem unglücklichen Leben der Hennen erfährt.

Abb. 31: Pomaske 1996, S. 12

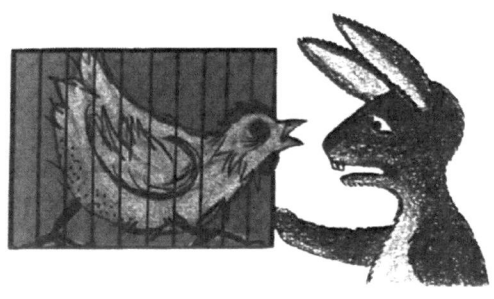

Langsam geht der Osterhase ganz nah an einen Käfig heran und fragt das Huhn:

„Warum siehst du denn so unglücklich und krank aus, kleine Henne?" „Ach, Osterhase", sagt sie traurig, „immer müssen wir hier im Käfig sitzen. Tag und Nacht ist das Licht an, damit wir nur ganz wenig schlafen und umso mehr Eier legen. Wenn wir schlafen wollen, müssen wir auf dem kalten, harten Gitter hocken. Sind wir wach, dann können wir uns gar nicht bewegen, auch nicht ein bisschen flattern oder scharren. Vor lauter Verzweiflung reißen wir uns manchmal die eigenen Federn aus oder picken andere Hennen neben uns. Wir führen ein gequältes Leben. Mit unseren Eiern kannst du kein Kind glücklich machen." Das Unglück der Hühner ist zu schlimm für den Osterhasen. Weinend läuft er aus dem Stall und ruft der Bäuerin zu: "Von Ihnen nehme ich keine Eier mehr!" Dann rennt er nach Hause.

---

[243] Singer 1996, S. 346 f

Für ältere Kinder und Jugendliche (ab zehn Jahren) eignet sich eine Darstellung, wie sie in Abbildung 32 zu sehen ist:

Abb. 32: Ravensburger 1994, S. 24

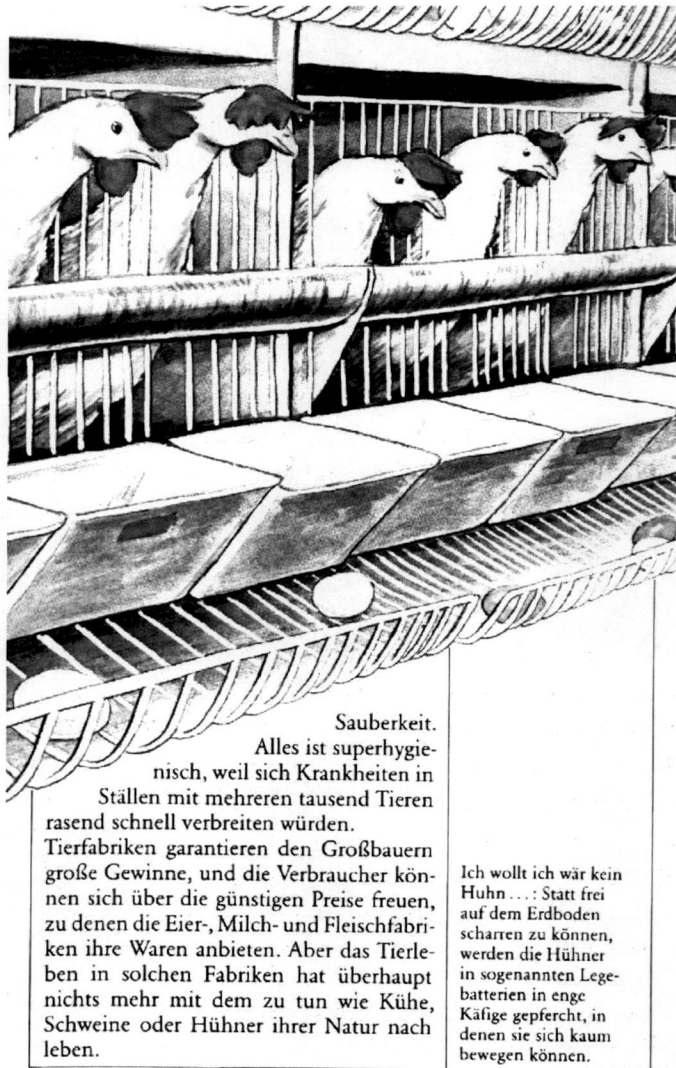

Sauberkeit. Alles ist superhygienisch, weil sich Krankheiten in Ställen mit mehreren tausend Tieren rasend schnell verbreiten würden. Tierfabriken garantieren den Großbauern große Gewinne, und die Verbraucher können sich über die günstigen Preise freuen, zu denen die Eier-, Milch- und Fleischfabriken ihre Waren anbieten. Aber das Tierleben in solchen Fabriken hat überhaupt nichts mehr mit dem zu tun wie Kühe, Schweine oder Hühner ihrer Natur nach leben.

Ich wollt ich wär kein Huhn...: Statt frei auf dem Erdboden scharren zu können, werden die Hühner in sogenannten Legebatterien in enge Käfige gepfercht, in denen sie sich kaum bewegen können.

4.2 Schule

Kinder und Jugendliche reagieren häufig entsetzt, wenn sie zum ersten Mal Bilder oder Nachrichten über Tiertransporte, Legebatterien, Pelzfarmen oder Tierschlachtungen sehen. Sie sind fast immer erschüttert und fühlen sich hilflos gegenüber dieser für sie erschreckenden Brutalität. Hier sollte es Aufgabe der Schule sein, die Kinder und Jugendlichen mit ihren Irritationen nicht sich selbst zu überlassen. Der realistische Umgang mit Tieren in unserer Gesellschaft sollte thematisiert und Alternativen aufgezeigt werden. Nur so können Kinder und Jugendliche eigene Wertvorstellungen entwickeln, auf deren Basis sie eine eigene Identität und Persönlichkeit ausbilden und damit ihren Platz in der Gesellschaft finden können.

Wie bereits erwähnt, besteht eines der wichtigsten Erziehungsziele, das in der Landesverfassung Nordrhein-Westfalens verankert ist, im Wecken der *„Bereitschaft zum sozialen Handeln"*.[244] Durch Meinungsaustausch über den Umgang mit Tieren können Schüler lernen, *„sozial verantwortlich zu urteilen, zu entscheiden und [zu] handeln."*[245] Selbstbestimmung, Mitbestimmung und die Übernahme von Verantwortung sind Erziehungsziele, die durch eine Auseinandersetzung mit einer vegetarischen und veganen Lebensweise vermittelt werden können. Die Schule sollte wieder stärker als Lern- und Lebensraum aufgefasst werden, in dem Bildung in Form von eigenverantwortlicher Mitgestaltung erfolgen kann. Die Mündigkeit als Zielvorstellung pädagogischen Handelns fordert Gestaltungsfreiheit und verlangt nach einer mündig machenden Schule. Heranwachsende können in der Gesellschaft nur dann ihren Platz finden, wenn sie ihre Fähigkeiten optimal entwickeln können und ihre Persönlichkeit individuell entfalten dürfen: *„Zur moralischen Entwicklung gehört auch das prosoziale Verhalten, das eine gewisse Fähigkeit voraussetzt, eine ich-gebundene Perspektive und einen Egoismus zu überwinden, um die Interessen und Leiden anderer mit beachten zu können und für diese anderen dann etwas zu tun."*[246]

---

[244] Bildungskommission NRW 1995, S. 61; siehe auch S. 131
[245] Bildungskommission NRW 1995, S. 61
[246] Baacke 1995, S. 192

Empathie, Kooperationsbereitschaft und altruistisches Verhalten als wichtige soziale Komponenten können sich laut Dieter Baake nur in einem Prozess sozialen Lernens entwickeln, wobei die Schule hierzu wichtige Anstöße bieten sollte.[247] Der Kinderpsychiater Robert Coles konstatiert in diesem Zusammenhang: *„Lehren wir die Kinder in unseren Schulen, zwischen Falsch und Richtig nach ethischen Gesichtspunkten zu unterscheiden? Nein. Stattdessen pauken wir ihnen Mengenlehre ein.“*[248] Coles fordert als höchstes Ziel der Erziehung die Anwendung der „Goldenen Regel". Darunter versteht er *„das Einfühlungsvermögen, das zu den täglichen Begegnungen mit jenen anderen gehört, deren Rolle darin besteht, uns unsere eigene Moral und unsere Werte klarzumachen – als Test für die Bedürfnisse und Empfindungen der anderen."*[249] Auch Nina Kleinschmidt & Wolf Michael Eimler stellen diesbezüglich die Frage *„Ist das alles Lüge, was Generationen von Erwachsenen (in diesem Land meist christliche Erwachsene) ihren Töchtern und Söhnen sagen? [...] Daß man Tiere nicht quält, daß sie keine Sachen sind, daß der Mensch mit den Mitkreaturen respektvoll umgehen muß, da er doch sogar Ehrfurcht vor dem täglichen Brot zu empfinden hat?"*[250] Und Hartmut von Hentig bekräftigt: *„Der spezifische Auftrag der öffentlichen Schule heißt nicht: zur politischen Freiheit erziehen – die haben wir oder haben wir nicht –, sondern einerseits zur Politik und andererseits zur geistigen und moralischen Selbständigkeit, also: das Individuum stark machen gegen die Systemzwänge."*[251]

Das klassische Schulfach, in dessen Rahmen das Thema „Mensch und Tier" sinnvoll integriert werden könnte, ist neben dem Religions- und Ethikunterricht der Biologieunterricht. Aber auch in anderen Fächern kann der Umgang mit Tieren in unserer Kultur durch unterschiedliche methodische Verfahren didaktisch sinnvoll eingebunden werden (z. B. durch Erzählungen, Filmvorträge oder philosophische Texte).

---

[247] Vgl. Baacke 1995, S. 194
[248] Coles zit. nach Bickerich 1997, S. 83 f
[249] Coles zit. nach Bickerich 1997, S. 83 f
[250] Kleinschmidt & Eimler 1984, S. 138
[251] Vgl. von Hentig 1993, S. 220

Die Schüler können in einer Auseinandersetzung mit dem Thema ihre eigenen Erfahrungen einbringen und ihr Bedürfnis nach Orientierung artikulieren. Für Schüler, die keinen anderweitigen Ansprechpartner für derartige Fragen haben, wäre ein solcher „Tierschutzunterricht" möglicherweise die einzige Gelegenheit über die Werte und Normen nachzudenken, die das eigene Leben sowie das Leben anderer leiten. Dabei sollte der Unterricht auf die Kraft der Aufklärung bzw. Selbstaufklärung der Schüler setzen. Die Wählbarkeit von Werten muss thematisiert werden und die Schüler müssen für sich selbst herausfinden, was sie wollen, was sie akzeptieren und was sie ablehnen.

Zusätzlich sollte darauf geachtet werden, den bereits vegetarisch[252] und vegan lebenden Kindern und Jugendlichen in der Schule mit entsprechendem Respekt gegenüber zu treten. Dies beinhaltet vor allem die Gewährleistung von vegetarischen bzw. veganen Mahlzeiten in der Schule und bei Ausflügen.

Ein Vorreiter auf dem Gebiet Schule ist die Lehrerin Charlotte Probst in Österreich: Unter dem Namen „Tierschutz im Unterricht" wird Schülern seit 1974 vom Bundesverein der Tierbefreier Österreichs[253] ethische Fragen und verschiedene Tierschutzthemen altersgerecht vermittelt. Die Schulen fordern dazu kostenlos Tierschutzlehrer an, die in ein oder zwei Unterrichtsstunden den Kindern und Jugendlichen die Relevanz des Tierschutzes näher bringen: *„Je mehr die jüngere Generation dieses wichtige Thema verinnerlicht hat, desto eher ist ein Umdenken in der Gesellschaft möglich."*[254] Dieses Angebot besteht aus informativen Unterrichtshilfen für alle Schultypen und umfasst Themen wie die Mensch-Tier-Beziehung, Massentierhaltung, Tiertransporte, Tierversuche, Pelztierzucht und Zirkus.[255]

---

[252] Jeder fünfte Jugendliche isst kaum noch Fleisch. Vgl. hierzu: „Vegetarier", 6, 1998, S. 271
[253] Bundesverein der Tierbefreier Österreichs, A-8052 Graz
[254] Endres in „Vegetarisch fit", 8, 1998, S. 52
[255] Inzwischen sind auch in Deutschland „Tierschutzlehrer" unterschiedlicher Vereine in Schulen aktiv

4.3 Massenmedien

Massenmedien wie Fernsehen oder Hörfunk berichten in der Regel nicht über den Tierschutz. Zwar gibt es fast täglich Sendungen über Haustiere und Tiere in der Wildnis, aber Filme über Nutztiere beschränken sich meist auf flüchtige Einblicke im Rahmen von Sondersendungen über Landwirtschaft oder Nahrungsmittelerzeugung. Daraus resultiert, dass die Mehrheit der Bevölkerung (insbesondere Kinder und Jugendliche) den Großteil der Informationen über den Umgang mit Tieren in unserer Gesellschaft in Form von bezahlter Werbung zu sehen bekommen.[256] Gleichzeitig fördern die Medien das negative Image von Vegetariern und Veganern. So werden in verschiedenen Talkshows oder Serien wie *„Die Lindenstraße"* (ARD), *„Das Amt"* (RTL) oder *„Die Simpsons"* (Pro7) Veganer als „Spinner" dargestellt, anstatt ihr prosoziales Verhalten gegenüber nichtmenschlichen Lebewesen hervorheben. Hier wäre es die ethisch-moralische Aufgabe der Medien, sich um eine objektivere Darstellung der vegetarischen und veganen Lebensweise zu bemühen, wie es z. B. in den Dokumentarfilmen von Karremann geschieht.[257]

4.4 Vegane Produkte

Die in dieser Studie befragten Veganer berichten über eine zu geringe Auswahl von veganen Produkten, die sie zudem als relativ teuer einstufen.[258] Darüber hinaus wird ihnen die Auswahl veganer Erzeugnisse durch eine unzureichende Kennzeichnung der Inhaltsstoffe erschwert. Dies führt dazu, dass viele Veganer es als notwendig erachten, die Hersteller von Nahrungsmitteln und Drogerieartikeln über die Herkunft der verwendeten Inhaltsstoffe zu befragen. Eine umfassendere Kennzeichnungspflicht der Inhaltsstoffe für alle Lebensmittel könnte hier Abhilfe leisten.

---

[256] Ein Beispiel ist die „Lila Kuh" in einer Werbung für Schokolade, von der viele Kinder überzeugt sind, dass diese Kuh auf den Weiden tatsächlich existiert
[257] Vgl. hierzu auch die Filme von Manfred Karremann: „Vom Elend der Nutz-Tiere" (1992, ZDF) und „Cargo – Tiere als Luftfracht" (1992, ZDF)
[258] Diese Produkte sind oft teurer, da sie aus ökologischer Landwirtschaft stammen

In Großbritannien werden seit Ende der 80er Jahre verschiedene Produkte, die für Vegetarier und Veganer geeignet sind, in Form eines V-Symbols gekennzeichnet. Diese Kennzeichnung umfasst mehr als tausend Produkte, und in einigen Supermärkten liegen Listen mit veganen Lebensmitteln aus.[259] Ein analoges Vorhaben zur Kennzeichnung von Produkten wurde Anfang der 90er Jahre von der niederländischen Vegetarier-Organisation gestartet.[260] Seit dem Jahr 2000 existiert auch in Deutschland das V-Label. Es dient der Kennzeichnung von vegetarischen und veganen Produkten und Speisen in Restaurants. In Deutschland ist der *Vegetarier-Bund Deutschlands e.V.* für die Vergabe des Labels und die erforderlichen Kontrollen verantwortlich. Dabei wird das V-Label nach folgenden vier Kategorien vergeben:

- ovo-lakto-vegetarisch (mit Milch und Eiern);
- ovo-vegetarisch (mit Eiern, ohne Milch);
- lakto-vegetarisch (mit Milch, ohne Eier);
- vegan (ohne jegliche tierische Produkte).

In Großbritannien gibt es vermehrt Geschäfte und Gaststätten mit Angeboten für Veganer, und in Krankenhäusern und Vollzugsanstalten wird auf Wunsch rein pflanzliche Nahrung ausgegeben. In Deutschland sind Veganer häufig noch auf vegane Versandgeschäfte angewiesen, um spezielle vegane Produkte (z. B. veganen Käse) zu erhalten. Leider sind diese wenigen veganen Versandgeschäfte kaum überregional bekannt. Hinweise wie in den Zeitschriften „*Vegetarisch fit*" und „*natürlich Vegetarisch*" wirken dem allmählich entgegen. Darüber hinaus gibt es in Deutschland zunehmend mehr Zeitschriften wie „*Tierbefreiung*" oder „*Voice*"[261] und verschiedene Foren im Internet, in denen Veganer Kontakt zu Gleichgesinnten finden können.

---

[259] Präsident und Gründer der Jewish Vegetarian Society, William Pick, wollte bereits 1976 ein universales vegetarisches Label einführen; Das heutige V-Label wurde vom italienischen Künstler Prof. Bruno Nascimben (Castenaso) entworfen und am EVU-Kongress von 1985 in Cervia/Italien für die weltweite Benutzung präsentiert. Viele vegetarische und vegane Organisationen haben unterdessen dieses V-Label übernommen

[260] Vgl. Leitzmann & Hahn 1996, S. 35

[261] Das Magazin Voice wurde im Jahr 2004 eingestellt

5 Ausblick

In der vorliegenden Untersuchung wurde sich dem Phänomen „Veganismus als Lebensstil" aus pädagogischer Sichtweise genähert. Es wurde festgestellt, dass sich die meisten Veganer vegetarisch ernährt haben, bevor sie sich zu einem veganen Lebensstil entschlossen haben. Dabei waren die Gründe für einen vegetarischen Lebensstil oftmals die gleichen wie für die nachfolgende vegane Lebensweise. Dieser enge Zusammenhang wirft zwangsläufig die Frage auf, ob alle Vegetarier potenzielle Veganer sind: *Würde sich die Mehrheit der Vegetarier für einen veganen Lebensstil entscheiden, wenn ihnen durch Aufklärung und Bildung sowie durch eine größere vegane Produktpalette die Möglichkeit gegeben würde?*

Eine Antwort auf diese Frage kann zum gegenwärtigen Zeitpunkt nicht gegeben werden, weshalb weitere qualitative und quantitative Untersuchungen notwendig sind. Darüber hinaus sollten pädagogische, psychologische, soziologische, kulturelle und gesundheitliche Aspekte eines veganen Lebensstils umfassender und interdisziplinär untersucht werden.

Abschließen möchte ich diese Arbeit mit einem Zitat von Helmut F. Kaplan, der das gegenwärtige Verhalten der Bevölkerung gegenüber einer veganen Lebensweise wie folgt zu erklären versucht: *„Wer die Gewohnheit hat Fleisch zu essen – und diese Gewohnheit haben nun mal fast alle Menschen –, kann den Gedanken, mit dieser Gewohnheit brechen zu müssen, psychisch nicht ertragen. Und da hier nicht irgendeine abstrakte Entscheidung ansteht, die irgendwo und irgendwann einmal getroffen werden muß, geraten die Menschen in Panik. [...] Und deshalb werden alle zur Verfügung stehenden Abwehrmechanismen mobilisiert, um es nicht so weit kommen zu lassen, um die grausigen, grausamen und erdrückenden Fakten nicht an sich heranzulassen. Folgerichtig wird der, der diese Fakten ausspricht, die personifizierte Ursache der gefürchteten Konfrontation mit der Realität, boykottiert, ignoriert oder totgeschwiegen."*[262]

---

[262] Vgl. Kaplan 1993, S. 163

6 Literatur

Baacke, Dieter: Die 6- bis 12-Jährigen, Weinheim 1995

Balluch, Martin: Brief über Vegetarismus. Online in Internet: URL: http://www.stud.uni-hannover.de/~rose/ap/balluch.html [Stand 12.08.1998]

Barnard, Neal: Food for Life, New York 1993

Bartolf, Christian: Die erste Stufe – Tolstoi, Gandhi und die Ethik der vegetarischen Ernährung, Berlin 1996

Berger, Peter A., & Hradi, Stefan (Hg.): Lebenslagen, Lebensläufe, Lebensstile, Göttingen 1990

Bickerich, Wolfram: Die Goldene Regel. In: „Spiegel Spezial", 12, 1997

Bildungskommission NRW: Zukunft der Bildung, Schule der Zukunft, Neuwied 1995

Blanke, Christa: Da krähte der Hahn. Kirche für Tiere?, Eschbach 2002

Böhm, Winfried: Wörterbuch der Pädagogik, Stuttgart 1988

Brockhaus, Wilhelm: Das Recht der Tiere in der Zivilisation, München 1975

Bruker, M. O.: Unsere Nahrung – unser Schicksal, Lahnstein 1997

Chang-Claude, Jenny & Frentzel-Beyme, Rainer & Eilber, Ursula: Prospektive epidemiologische Studie bei Vegetariern, Heidelberg 1991

Clements, Kath: Vegan, Göttingen 1996

Deutsches Institut für Fernstudien an der Universität Tübingen (Hg.):
Funkkolleg Humanökologie. Einführungsbrief, Weinheim 1991

Deutsches Institut für Fernstudien an der Universität Tübingen (Hg.):
Funkkolleg Humanökologie. Studienbrief 4, Weinheim 1991

Deutsches Institut für Fernstudien an der Universität Tübingen (Hg.):
Funkkolleg Humanökologie. Studienbrief 8, Weinheim 1991

Deutsches Institut für Fernstudien an der Universität Tübingen (Hg.):
Funkkolleg Humanökologie. Studienbrief 11, Weinheim 1991

Drewermann, Eugen: Über die Unsterblichkeit der Tiere, Olten 1990

Endres, Alexandra: Jede Menge Menschlichkeit, in: „Vegetarisch fit", 8, 1998

Face It! (Hg.): Veganissimo drei. Literaturverzeichnis der Tierrechte. Kiel 1996

Face It! (Hg.): Veganissimo eins. Tierliche Inhaltsstoffe und ihre Alternativen. Kiel 1996

Face It! (Hg.): Veganissimo zwei. Das Handbuch der Tierrechte. Kiel 1995

Friedrichs, Jürgen: Methoden empirischer Sozialforschung, Opladen 1990

Giesecke, Hermann: Wozu ist die Schule da? Stuttgart 1997

Grässer, Erich: Kirche und Tierschutz, in: „Schutz für Mensch, Tier und Umwelt", Nov./Dez., 1997

Hartinger, Werner: Vegetarisch leben. Online in Internet: URL: http://www.uni-giessen.de/~gk1415/veg-leben.htm [Stand 21.12.2008]

Haussleiter, Johannes: Der Vegetarismus in der Antike, Berlin 1935

Hentig, Hartmut von: Die Schule neu denken, München 1993

Hillmann, Karl-Heinz: Wörterbuch der Soziologie, Stuttgart 1994

Höffe, Otfried (Hg.): Lexikon der Ethik, München 1986

Holland-Letz, Matthias: Lehrfach Mayonnaise. In: Die Zeit, Nr. 25 vom 16. Juni 2005, S. 38

Kaplan, Helmut F.: Die Ethische Weltformel – Eine Moral für Menschen und Tiere, Vegi-Verlag, 2003

Kaplan, Helmut F.: Leichenschmaus, Reinbeck 1993

Kaplan, Helmut F.: Philosophie des Vegetarismus, Frankfurt a. M. 1988

Kaplan, Helmut F.: Warum ich Vegetarier bin, Reinbeck 1995

Kaplan, Helmut F.: Warum Vegetarier? Frankfurt a. M. 1989

Kaplan, Helmut F.: Wozu Ethik? Asku-Press 2001

Karremann, Manfred & Schnelting, Karl: Tiere als Ware, Frankfurt a. M. 1992

Keupp, Heiner & Höfer, Renate: Identitätsarbeit heute, Frankfurt a. M., 1997

Kleinschmidt, Nina & Eimler, Wolf-Michael: Der Fleischreport, Hamburg 1990

Kleinschmidt, Nina & Eimler, Wolf-Michael: Wer hat das Schwein zur Sau gemacht? München 1984

Koerber, Karl von & Männle, Thomas & Leitzmann, Claus: Vollwert-Ernährung, Heidelberg 1994

König, Burghard: Qualitative Forschung, Hamburg 1995

Köpf, Peter: Ein Herz für Tiere? Bonn 1996

Koschizke, Jochen: Erste Ergebnisse der Vegan-Studie. Online in Internet: URL: http://www.nmbiking.de/veganstud.htm [Stand 21.12.2008]

Kultusministerium des Landes Nordrhein-Westfalens: Richtlinien und Lehrpläne für die Hauptschule in Nordrhein-Westfalen, Frechen 1992

Lamnek, Siegfried: Sozialwissenschaftliche Arbeitsmethoden, Weinheim 1980

Langley, Gill: Vegan Nutrition, Sussex 1995

Leitzmann, Claus & Hahn, Andreas: Vegetarische Ernährung, Stuttgart 1996

Loppenthien, Thorsten: Vegetarier in Deutschland, in: „Vegetarisch fit", 1, 1998

Loppenthien, Thorsten: Vegetarische Bewegung in Deutschland, in: „Vegetarisch fit", 2, 1998

Lüdtke, Hartmut: Expressive Ungleichheit, Opladen 1989

Mackensen, Lutz & von Hollander, Eva: Wörterbuch und Fremdwörterbuch, Hamburg 1983

Mayring, Philipp: Einführung in die qualitative Sozialforschung, München 1990

Mewes, Ragna: Tierschutz im Unterricht, in: „Vegetarier", 3, 1998

Pestalozzi (Hg.): Komm mit an den Teich, Erlangen 1998

Pomaska, Astrid: Kleine Henne, wie geht es Dir? Ettlingen 1996

Probst, K. J.: Osteoporose. Online in Internet:
URL: http://www.vegetarismus.ch/heft/96-2/osteopor.htm [Stand 21.12.2008]

Probst, K. J.: Vorbeugung von Osteoporose. Online in Internet:
URL: http://www.vegetarismus.ch/info/24.htm [Stand 21.12.2008]

Regan, Tom: The Case for Animal Rights, London 1983

Rifkin, Jeremy: Das Imperium der Rinder, Frankfurt a. M. 1994

Robbins, John: Ernährung für ein neues Jahrtausend, Waldfeucht 1995

Rollinger, Maria: Milch besser nicht, Erfurt 2004

Schönhöfer-Rempt, Rosemarie: Gießener Vegetarierstudie, Gießen 1988

Schwantje, Magnus: Vegetarismus, München 1976

Schweitzer, Friedrich: Identität und Erziehung, Weinheim und Basel 1985

Simonsohn, Barbara: Straight Edger, in: „Natürlich Leben", 1, 1999

Singer, Peter: Animal Liberation. Die Befreiung der Tiere, Reinbek 1996.

Stößer, Achim: Veganismus und Ökologie. Online in Internet:
URL: http://maqi.de/txt/umwelt.html [Stand 21.12.2008]

Strauss, Anselm & Corbin, Juliet: Grounded Theory, Weinheim 1996

Teutsch, Gotthard M.: Lexikon der Tierschutzethik, Göttingen 1987

Teutsch, Gotthard M.: Mensch und Mitgeschöpf unter ethischem Aspekt.
In: „ALTEX 12", 4, 1995

Vegan Society: History. Online in Internet: URL:
URL: http://www.vegansociety.com/html/about_us/history/
[Stand 21.12.2008]

Vegetarier-Bund Deutschlands e. V.: „Vegetarier", 6, 1998

Vegetarier-Bund Deutschlands e. V.: Studien mit Vegetariern 1987, Göttingen 1987

Wolf, Jean-Claude: Leben wir in einer Kultur des Tötens? In: „Vegetarier", 5, 1998

Wolf, Ursula: Das Tier in der Moral, Frankfurt 1990

Wolfrum, Christine & Wiebus, Hans-Otto: Das Buch vom Essen, Ravensburg 1994

Wolfrum, Christine & Wiebus, Hans-Otto: Das Buch von den bedrohten Tieren, Ravensburg 1993

Worm, Nicolai: Vergleichsuntersuchung zur körperlichen Leistungsfähigkeit von Veganern, (Ovo-)Lacto-Vegetariern und Gemischtköstlern, Giessen 1993

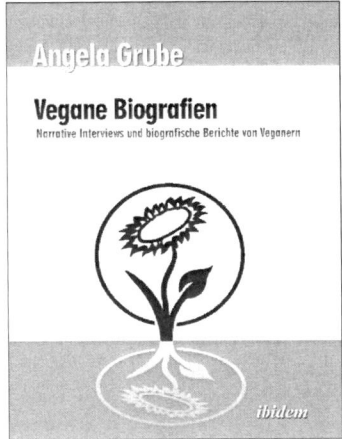

Angela Grube

Vegane Biografien

Narrative Interviews
und biografische Berichte von Veganern

ISBN 978-3-89821-988-4
204 S., Paperback, € 24,90

Erhältlich in jeder Buchhandlung
oder direkt bei

ibidem

Warum werden Menschen vegan? Was sind ihre Beweggründe? Wie erleben sie den Prozess des Veganwerdens? Verändern sich ihre Ansichten im Laufe der Jahre? Wie gestaltet sich ihr Alltag? Antworten auf diese Fragen liefert die vorliegende Untersuchung anhand von Interviews und persönlichen Berichten.

„Es ist überflüssig, Tiere als Rohstofflieferanten zu missbrauchen. Diese Formel ist so plausibel. Wenn man sie erst einmal begriffen oder verstanden hat, dann fällt es schwer, das aus Gründen des Opportunismus zu missachten."
Andy, 29, Angestellter

„Tiere sind Mitgeschöpfe und Mitgeschöpfe isst man nicht. Deswegen muss man zwangsläufig Veganer sein." Vera, 62, Hausfrau

„Eine Aufklärung darüber, was mit so genannten Nutz-, Versuchs- und Jagdtieren in unserer Gesellschaft geschieht, sollte schon im Kindergarten anfangen, in der Schule weitergehen und sich durch die ganze Gesellschaft ziehen."
Tessa, 36, Erziehungswissenschaftlerin

Die Autorin:
Angela Grube (Jg. 1970) ist Diplom-Pädagogin und studierte Psychologie, Politik- und Erziehungswissenschaften in Duisburg und Bielefeld.

***ibidem*-**Verlag

Melchiorstr. 15

D-70439 Stuttgart

info@ibidem-verlag.de

www.ibidem-verlag.de
www.ibidem.eu
www.edition-noema.de
www.autorenbetreuung.de